숯이
생명을 구한다

KB191737

머리말

그동안 우리의 뇌리에서 잊혀졌던 검은 숯이 첨단과학시대의 폐해를 구제하기 위하여 다시 우리 곁에 다가오게 되었으니 참으로 아이러니한 일이 아닐 수 없다. 그래도 한 때 소중했던 숯이 현대인의 편리함에 가려진 공해덩어리인 화석연료에 밀려 천덕꾸러기가 되어 헌신짝처럼 버려진 채로 세월에 묻혀 있게 된 것이다.

그러나 숯이 가진 탁월한 효능이 세상에 다시 밝혀짐으로써 21세기에 들어와 주목받는 천연소재로 각광을 받으며 등장하게 되었다. 숯의 복권(復權)이라고나 할까?

실로 숯은 단순히 구워서 만들어진 것으로, 과학적 처리나 하이테크 기술로 만들어진 것이 아니다. 쓸모없이 버려진 나무 조각들도 숯으로 바뀌면 천년을 썩지 않는 보물이 되어 환경재앙을 막는 정화재로, 몸에 쌓인 독을 빼는 해독제로, 환경과 사람을 살리는 신비한 힘을 갖게 된다. 만일 우리가 나무를 땅에 묻으면 미생물에 의해 분해되어 메탄가스를 발생하고 공기 중에 태우면 탄산가스를 발생하여 지구환경을 오염시키게 된다.

그러나 나무가 숯이 되면 반영구적인 소재로, 백 가지 이익은 있어도 하나의 해는 없는 건강소재의 절대조건을 갖추게 된다. 비록 숯이 지금은 연료로는 그 사용처가 미미하지만 다양한 특성을 활용한 새로운 용도로 응용되어 건강제품을 비롯하여 환경보존, 농수산업, 식품가공, 축산업, 의약품, 환경정화재, 건강주택재, 질병치료 등으로 점점 활용이 확대되고 있다. 이렇게 숯의 용도가 다양하게 확대되는 것은 현대과학이 만들어낸 어떠한 소재보다도 천연재로써 우수한 효능 때문이다. 이미 천년

전 미라를 보존하고자 숯을 이용하였는가 하면 신생아를 보호하기 위한 금줄의 재료, 장맛을 지키기 위한 첨가물, 농작물 성장제, 제기를 닦는 연마제, 정수제, 정장제 등으로 활용하였다. 이와 같이 지혜로운 우리의 조상들은 이미 숯의 신비한 효능을 알고 활용했던 것이다.

현대문명이 대량 생산과 편리함을 추구하다 보니 결국 도시는 시멘트, 콘크리트 정글이 되었고, 주거는 화학제품의 포로가 되다 보니 실내는 유해화학물질이 뿜어내는 독가스실이 되고 말았다. 그 뿐만이 아니라 건강하게 살려고 먹고 마시는 것이 오히려 독을 먹고 마시며 사는 시대에 살게 되었다. 이런 주거의 환경을 정화하고 먹어서 쌓인 독을 해독시켜 주는 것도 바로 숯의 역할이다.

끝으로, 본서를 출간함에 있어 국내외 학자 및 전문가들의 연구자료가 큰 도움이 되었고, 본서는 기출간된 [숯을 알면 건강하게 산다]를 독자들이 읽기 좋게 재구성 편집하여 출간되었음을 밝혀둔다.

더불어, 물심양면으로 배려해 주신 도서출판 지성문화사와 우리연구소의 김신종 연구위원님께도 감사의 뜻을 전하고자 한다.

저자

목차

5 활용이 확대되는 숯의 힘

목차

06 목초액, 목타르, 재(灰)

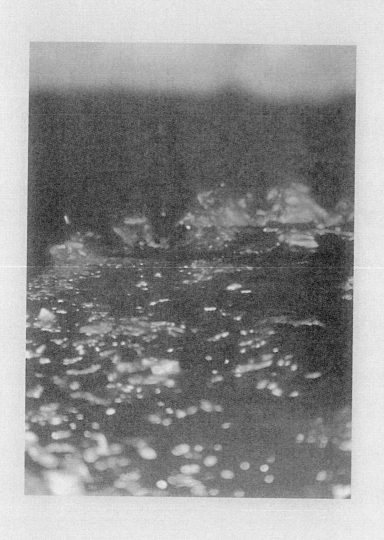

세계를 놀라게 한
숯의 힘

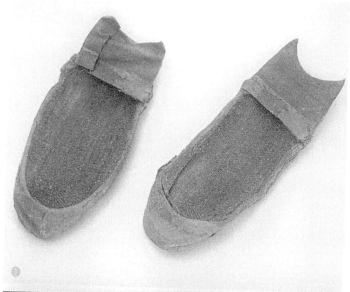

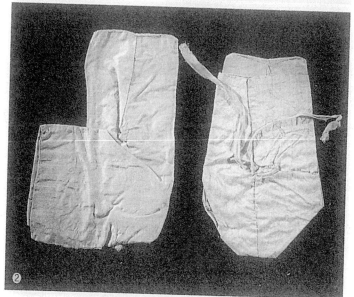

● 중국 마왕퇴(馬王堆) 고분에서 발견된 유물들

① 청사리(靑絲履)1호표 출토_ 길이 : 26cm : 고대 여성들이 신던 신발로 양쪽 끝이 뾰족하게 솟아있고 각이 져 있다.

② 강자견협말(絳紫絹夾襪)1호표 출토_ 바닥길이 : 23.4cm, 높이 : 22.5cm : 무늬없는 자갈색 명주로 만든 겹버선이다. 버선의 겉면은 정교한 명주로 되어 있고, 안은 거친 명주로 되어 있다. 버선의 발목부분에 끈을 달아놓았다.

중국 마왕퇴(馬王堆) 고분의
여성유체(遺體) 발견

● 숯에 덮여 2100년을 그대로 보존된 시신

1972년 중국 호남성장사시(湖南省長沙市)교외 동쪽으로 약 4km 떨어진 낮은 구릉지대에 약 2100년 전에 만들어진 것으로 추정되는 서한(西漢)시대의 대후 이창의 부인 신추(辛追)의 묘(마왕퇴 1호 한묘)가 발굴되었다.

지하에서 2100년 동안이나 깊이 잠들어 있었음에도 불구하고 시신이 부패되지도 않고 외견상으로 불과 4일 전쯤 사망한 시신처럼 완벽한 상태로 발견된 것은 인류역사상 전무후무한 일이였다.

더욱이 얼굴은 살아있는듯이 윤기가 있고 엷은 황색을 띄고 있었으며, 피부는 여전히 탄력이 있어 손가락으로 누르면 바로 원상태로 돌아오고 동맥에 방부제를 주입하자 살아있는 사람처럼 서서히 퍼졌으며

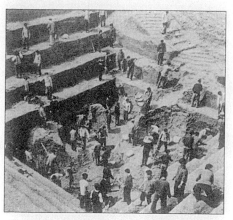

○ 4개의 계단의 크기로 보아 그 규모가 짐작된다.

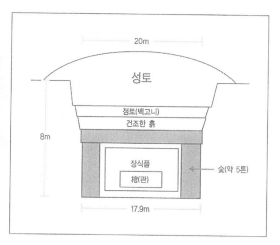

심지어 발가락의 지문과 피부의 모공 역시 눈으로 볼 수 있을 정도로 분명했다. 내장 역시 방금 사망한 사람의 시신처럼 그대로 보존되어 있었다고 한다.

사인(死因)은 협심증에 걸려 가래가 차서 사망했을 것으로 추정하며 내장을 조사한 결과 생전에 심장병, 폐병, 담결석 등을 앓고 있었던 사실도 알게 되었다. 해부를 해보니 사망하기 전에 먹었던 참외씨(舌甘瓜子) 176개가 위 속에 남아 있었고 이것을 흙에 뿌렸더니 발아했으며 장내에는 회충의 사해(死骸)도 있었다. 사망시의 나이는 50세 전후, 신장 154cm 정도로 추정된다고 한다.

○ 발굴의 고통과 기쁨

1972년 1월 16일 마왕퇴 1호 한묘(漢墓)의 발굴을 시작하자 이 무덤의 입구만 해도 19.5m 동서로 17.8m로 거대한 무덤이었으니 나온 흙만 해도 가히 짐작이 갈 만했다고 한다.

1971년 겨울에 중국과 소련의 분쟁이 있을 시기에 부상병을 구호할 방공호를 파다가 세계를 놀라게 하는 고고학상의 대발견을 하게 된 것이다.

당시 호남성에 주둔 중인 군장사병원에서 지하병실과 수술실을 짓기 위해 탐사를 할 때 갑자기 땅속에서 기체가 새어나오는 것이었다. 그 기체에 불씨가 닿자마자 푸른 불이 펑하며 솟아올랐다.

이런 현상은 묘실이 밀폐되어 있을 때 묘 속의 수장품들이 분해되면서 생겨난 기체였던 것이었다. 가스가 빠지고 점차 파들어 가니 백고니(白膏泥 : 점성이 강한 진흙성분으로 밀폐성이 우수한 흙)가 나오고, 갱 속을 덮은 흙속에서 당시 사용한 삽이 나왔는데 2100년이 지났는데 아직도 녹이 슬지 않았었다. 그리고 식물표본이 나왔는데 그 속에 대나무 잎과 대나무 조각이 있었는데 빛깔이 여전히 신선한 초록빛을 띠고 있었다고 한다. 백고니(白膏泥) 아래에서는 5톤 정도나 되는 방대한 량의 검은 숯이 목관을 덮고 있어 발굴현장을 들뜨게 했다고 한다.

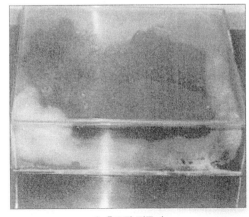

◉ 출토된 진품 숯

숯을 걷어내자 곧 거대하고 완전한 목곽의 뚜껑이 드러났고 목곽뚜껑에는 대나무 돗자리가 덮여 있었다. 발굴자들은 2100년 동안 완벽히 보존된 목곽을 바라보면서 신비와 기쁨을 만

끽했다고 한다.

　이런 발굴사실이 알려지면서 호기심에 가득찬 사람들이 벌떼처럼 모여들었고 미라 시신과 유물이 정돈되어 전시하게 되었는데 많을 때는 하루에 1만 4천여명이 몰려들었다고 한다.

○ 이 신비한 보존의 비결은 숯이다

　마왕퇴 1호 묘인 한묘의 곽 주위에 약 5톤의 숯을 덮어 물질의 장기보존에 탄소의 힘을 활용하는 지혜가 벌써 있었다는 것이다.

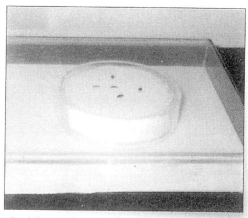

○ 시신의 위(胃) 속에 있었던 참외씨(진품 중국1급문물)

　숯은 뛰어난 흡습성과 숯의 탄소성분이 많은 전자를 모으고 음이온층을 이루며 환원작용에 의한 방부적 역할을 다 했기에 2100년전의 상황을 오늘에 다시 그대로 되살린 놀라움과 환희의 현장을 만들었다고 본다.

02

해인사 팔만대장경의 보존

 경판 보존을 위해 판고 밑에 숯을 묻은 지혜

81,258매의 이 방대한 고려목판대장경(국보 제52호 지정)의 영구보존을 위한 조상의 뛰어난 지혜는 숯을 판고(板庫) 밑에 묻는 비법까지 찾기에 이르렀음을 알 수 있다.

합천 해인사의 경내 안쪽 대적광전(大寂光殿) 뒤쪽 언덕 위에 판고를 짓기 위해 축대를 쌓고 장경각(藏涇閣)을 지을 때 토대 밑에 흙과 소금과 숯이 켜를 이루게 쌓고 찰흙을 넣어 다졌다. 이렇게 해서 매설된 숯의 무수한 전자교환의 반복으로 지표상에 음이온이 풍부한 환경을 만들어 벌레, 해충의 발생과 피해를 막고 또한 판고내 경판의 부식이나 산화를 막게 하였다. 더불어 판고의 과학적 완전 무결한 건축구조로 형성된 자연통풍의 순환시스템이 습도조절 기능을 살려 경판 보존을 위한 건축물이 탄생하게 된 것이다.

03
영주 김흠조 장례원판결사의 유체보존

🌑 발굴의 계기와 유체, 유물발굴

　1998년 3월 영주—안동간 국도확장공사 구간인 영주시 이산면 운문리 산 146-1번지에서 조선조 중종 때 장례원 판결사를 지낸 김흠조 선생 묘소의 이장 시 묘곽이 숯에 쌓여진 채 470여 년의 오랜 세월이 지났음에도 잘 보존된 채 발굴되었다.

　선생의 묘는 표토에서 286㎝ 아래에 회곽이 나타났고 두께 15㎝의 회곽 윗부분은 제거되어 목관뚜껑이 드러나게 되었다. 회곽의 4면 주위와 밑면에는 두께 15㎝ 정도의 숯이 채워져 있었다.

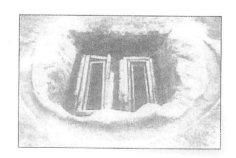

묘의 구조와 국조오례의(國朝五禮儀)

이 부부 묘의 구조는 조선조 성종 5년(1474)에 완성된 묘의 장재규정인 국조오례의(國朝五禮儀)를 충실하게 실천한 묘로서 당시 국조오례의 권8에 흉례(凶禮) 대부사서인상(大夫士庶人喪)에 숯의 사용법이 규정되어 있다. 이를 발췌하면 다음과 같다.

광을 파고 숯가루를 광 밑에 펴서 두께가 2~3촌 되게 쌓아 채우고 다음은 석회 가는모래 황토를 두루 섞은 것을 그 위에 깔아서(석회 3분 가는모래 황토가 각 1분 비율)두께가 2~3촌 되게 쌓아 채우고 곽을 그 위 한가운데 놓는다. 이어 사방에서 네 가지 물건을 빙빙 돌려서 내려보내는데 얇은 판 조각으로 막아서 숯가루는 바깥쪽에 있게 하고 세 가지 물건은 안쪽에 있게 해서 밑의 두께와 같게 쌓는다. 이미 채워지면 그 판 조각을 도로 빼내서 위에 가깝게 하고 다시 숯과 석회 등 물건을 내려보내 쌓아서 곽의 평면까지 미치면 그친다.(숯은 나무뿌리를 막고, 물과 개미를 물리치며 석회는 모래와 합하면 단단하고 흙과 합하면 끈끈해서 여러 해 동안 굳히면 쇠나 돌같이 되어서 땅강아지와 개미나 도적이 다 가까이 할 수 없다)

04
사망 140년 된
일본 미라의 발견

    일본의 고분에서 내부에 숯곽이란 별실을 만들어 유체의 보존에 사용한 예는 간혹 있었으나 특히 일본북부 아오모리현 히로사끼(靑森縣 弘前市)의 장승사(長勝寺)에서 발견된 히로사끼항(弘前藩 : 제후가 거느린 지역 : 지금의 현(縣)) 항주(藩主)의 양자로 17세에 조사(早死)한 쯔가루쯔꾸도미(津輕承祐:江戶말기)의 미라화한 유체가 발견되었는데, 사체의 3중곽 주위는 숯과 석회로 둘러싸였고 중간에는 건조제로서 마른 찻잎을 채워 넣어서 미라화시켜 토장(土葬)을 했었다.

    유체의 발견 후 41년이 되는 해에 선조의 시신을 전시용으로 계속둘 수가 없어서 화장하여 정중히 장사를 지냈다는 것이다.

    유체의 보존방법은 일본에서도 나라(奈良), 헤이안(平安), 카마꾸라(鎌倉)시대로 이어져가면서 화장유골을 보존해 왔었다. 오슈후지와라(奧州藤原)® 3대의 경우에서도 볼 수 있듯이 미라 보존용으로 숯을 사

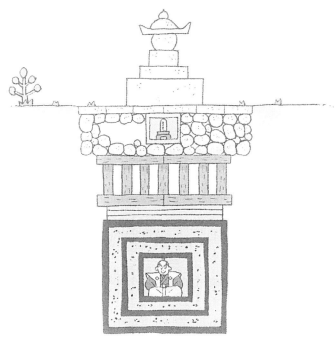

◉ 쭈구도미 미라의 매장도

용했었다.

　그리고 일본에서는 문서, 경전, 의류의 보존에도 숯을 묻어 활용했으나, 이렇게 하여 보존에 성공한 예만 있는 것이 아니고, 장소, 온도, 주위의 조건 등을 생각지 않고 매설한 경우 실패한 예도 있으나 여러 가지 제 조건을 고려하여 숯을 매설한 경우는 마왕퇴고분과 같이 놀랄만한 신비스런 효과를 낸다는 것을 알게 되었다.

---

❶ 오슈후지와라(奧州藤原) 3대 : 平安시대 일본 본토의 북부지방인 미야자끼(宮城), 이와데(岩手)지방의 영주인 奧州藤原 3대(淸衡, 基衡, 秀衡)의 사망후 유체(遺體)를 주우손지(中尊寺) 사찰불단 밑에 미라로 보존하였는데 이때도 숯을 넣었다고 한다

05

조선명종시대의
「파평윤씨 모자(母子) 미라」의
발견

2002년 9월 경기도 파주시 교하면 당하리 산 5-81번지 일대 파평윤씨 정정공파 종중선산 묘역에서 모자의 미라가 발견되었다.

이 미라의 조사결과에 의하면 파평윤씨집안 출가녀로서 서기 1566년 윤시월(閏十月 : 양력 12월)경에 아이의 출산도중에 사망한 것으로 확인되었다.

이 사망연대의 추정은 관내 시신의 옷에 「병인 윤시월」이라 씌이어진 묵서에 의하여 서기 1566년(조선 명종 21년)으로 확인될 수 있었다 한다.

이 회곽묘는 이중관(외관, 내관)으로 되어 있었는데 내관속의 시신 바로 밑에 숯가루가 깔려있어 미라의 보존에 숯의 역할이 있었음을 밝혀주고 있다.

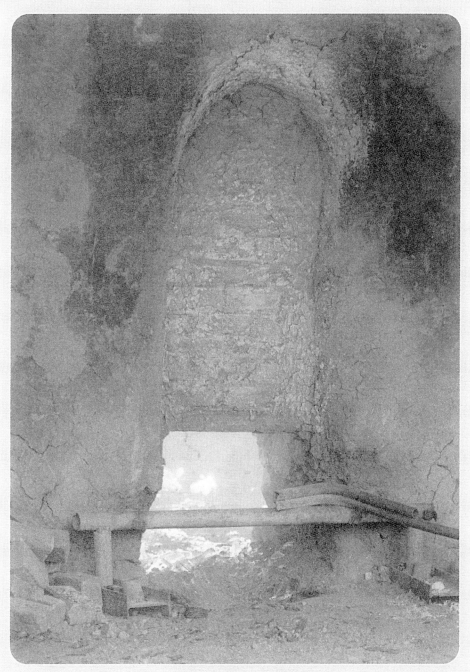

가마에서 백탄을 꺼내기 전의 모습

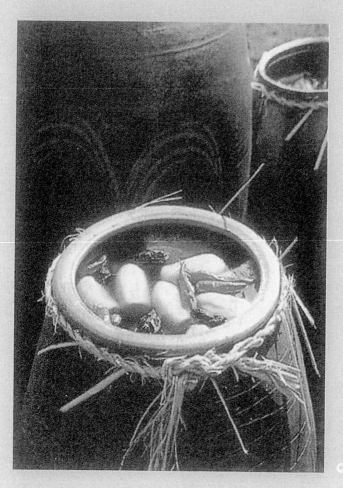

● 장독에 숯을 넣은 모습

2

우리 조상들의
숲 활용 지혜

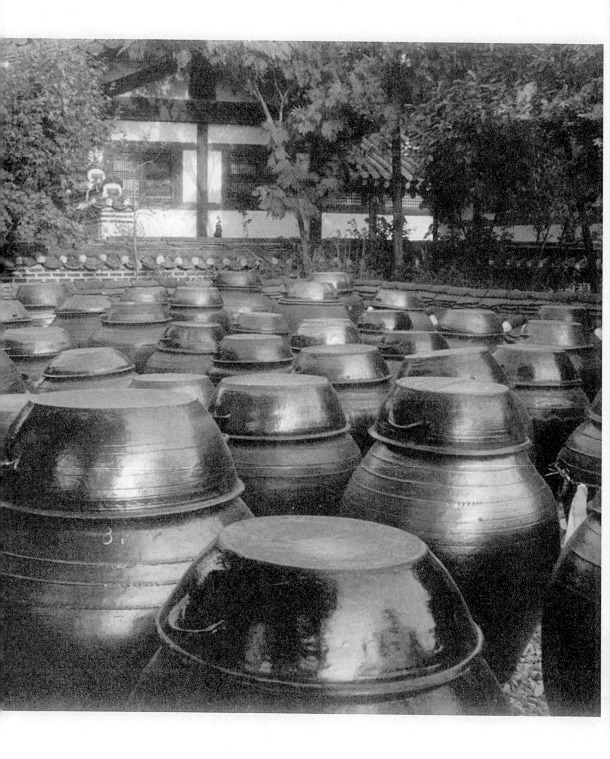

출생과 함께 금줄을 쳤던 방역지혜

  오늘날과 같이 병·의원이 현대적 설비로 곳곳에 있고, 출산시 언제나 병원에 갈 수 있는 환경이 아니었던 시절에는 아기의 출산은 산모로서는 일생에 큰일을 치르는 셈이다. 그때는 산후에 산모의 건강관리 잘못으로 사망하는 일도 흔히 있었다. 이런 열악한 위생관리가 크게 문제되었던 시절에 신생아의 질병을 막는 지혜로 금줄을 쳤던 발상은 숯의 효능을 분석해 볼 때 과학적 발상임이 틀림없는 것이다.

  귀한 자식을 건강하게 살리려는 조상의 간절한 소망이 금줄을 치게 된 지혜까지 다달았을 것이다. 실로 저자의 어린시절 8.15광복이후만해도 호열자(虎列刺 : 콜레라의 일본식 용어)란 무서운 병이 전염되어 마을에 출입이 통제되기도 했던 적도 있었다. 이외에 마마(천연두), 장티푸스 등이 비위생적 환경에 따른 전염병이 성했으며 그때는 심지어 아이들의 출생신고를 1, 2년 뒤에 하는 가정도 있었다.

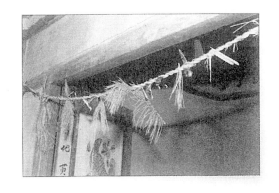

  출산가정에 금줄을 쳐서 행인이나 동네마을에 방역구역으로 알리는 의미도 있었고, 아이의 방에는 극히 가까운 가족 외에는 함부로 들어오지 못하게 했다. 농사일로 분뇨나 퇴비를 만진 자나 상가(喪家)에 출입하였던 자는 병원균의 감염 때문에 부정을 탄다고 하여 산모방의 출입이 극히 제한되었다.

● 세상이 바뀌어도 장독에 숯 넣는 음식문화는 그대로다

요즘은 발효기술도 고도로 발달 되고 편리하고 간단한 방법으로 장을 숙성시키는 기술이 있을만한 데 아직도 옛 조상들이 장독에 숯 덩어리를 넣어서 장 만드는 방법 이 시공을 초월하여 건재하니 참 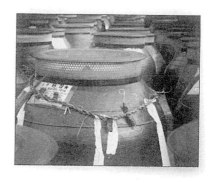 으로 비결인 것만은 틀림없는 것 같다. 이 비결도 알고 보면 과학적인 것이다.

장을 골고루 숙성하게 하는 숯의 원적외선방사, 방부적 효능을 갖는 음이온 효과, 불순물의 흡착역할의 다공질구조 등 이들 숯의 다양한 기능이 조화를 이루어 맛좋은 장을 빚어내는 역할을 다하고 있다. 장맛을 보면 그 집의 음식 맛을 안다는 옛 사람들의 말이 생각난다. 실로 음식 맛에 장이 차지하는 비중이 그 만큼 크기에 장에 구더기가 쓸고 맛없는 장을 만들까봐 조바심하던 우리조상들이 숯 덩어리 넣는 비결을 찾아 내게 했을 것이다.

● 재(灰)를 덮어 불씨를 살려두었던 화롯불

인류가 불을 손에 넣었을 때 우선은 불씨를 어떻게 보존해야 할 것인 가 하고 많은 시련과 시행착오를 계속 했을 것이다.

우리 조상들은 재를 덮어서 숯불을 화로에 넣어 보존하는 지혜를 가졌기에 아침밥을 지을 수 있었고, 대장간의 불씨도 살려두었다가 농기구도 생산할 수 있었기에 재를 덮어 불씨를 살려두는 지혜를 찾기까지 고충이 많았으리라 짐작된다. 만일 모래나 흙을 덮으면 바로 꺼지고 만다. 어떤 이유로 재속의 불씨는 꺼지지 않았을까?

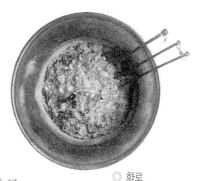
◯ 화로

재에는 조연성(助燃性), 보온성, 또 약간의 미세한 통기성이 있어 산소조절의 미묘한 밸런스가 맞아 불씨가 보존될 수 있었다고 해석하고 싶다.

그리고 재는 칼륨성분이 함유되어 있어 이 칼륨이 조연제 역할을 한 것도 이유중의 하나가 될 것이다.

● 재(灰)를 연마제로 하여 제기(祭器)를 닦았던 우리조상

요즈음은 슈퍼나 길거리에서도 아주 잘 닦이는 연마제가 쏟아져 나와 있지만 옛날 같이 편리한 공산품이 없었던 시절에 명절이나 제사를 앞두고 조상에 바칠 제물을 정성들여 깨끗한 제기에 받쳐 올리는 것이 어머니들로서는 중요한 임무이고 조상을 모시는 후손의 도리로 생각했다.

한번 쓰고 둔 놋그릇 제기들은 변색되어 닦지 않고는 음식을 담을 수가 없었기에 온갖 방법을 연구해 본 결과의 지혜라 생각된다. 짚을 말아서 만든 짚꾸러미에 물을 적시고 재를 묻혀 문지르면 잠시 후엔 번쩍 번쩍 광이 나면서 깨끗한 제기로 바뀌 나왔던 그 때 어머니의 모습이 선하다. 아마도 이런 효과는 재속에 있는 칼륨이 물에 녹으면서 알칼리성 수용액이 되어 세정작용을 하는 효과일 것이다. 역시 필요는 발명의 어머니란 말이 꼭 맞기에 재를 연마제로 찾아냈던 것이다.

참고적으로 숯이 연마제로 사용되는 예로는 칠기연마, 금속연마, 인쇄용의 동판연마, 정밀기계의 마무리연마, 칠보연마, 다이아몬드의 곡면연마, 렌즈연마, IC기판의 연마, 치아연마분 등으로 활용되고 있다.

● 우물에 숯을 넣었던 지혜

우물은 수량이 어느 정도 확보되는 곳에 파게 된다. 비가 대지에 내려 땅속에 스며들면서 자정되고 여과되어 심층으로 내려가게 된다. 그러나 물은 빗물만이 아닌 여러 유형의 물이 지하로 흘러들기 마련이다.

땅속의 물이라도 다소간 오염되고 또 음용에 적합지 않는 물도 섞여 들기 마련이다. 그리고 어느 일정량은 자연 고여 있을 수도 있다. 우물에 자갈과 숯을 넣어서 정수해 마시는 지혜는 옛사람들의 훌륭한 숯활용 정수법이었다. 이가 없으면 잇몸으로 산다는 말과 같이 정수기가 없던 시대에도 숯으로도 물을 훌륭히 정수해 마셨다는 것이다.

우물에 숯을 넣으니 물도 정수되고 원적외선이 물분자(그라스다)를 작게 하여 물의 체내흡수를 빠르게 하며 전자수가 되어 물의 변질(산화)도 늦어지는 환원수가 되게 해서 먹었으니 요즘의 정수기가 부럽지 않는 먹는 물문화를 만들었던 우리 조상들의 지혜를 우러러 보고 싶다.

전국의 등산로에 산재한 약수터의 우물에 숯을 넣는 옛사람들의 지혜를 오늘에 되살려 봄직한데 그렇게 하는 노력이 보이지 않아 안타깝다.

● 홍어를 재(灰)속에 묻어 숙성시킨 별미음식

삭힌 홍어의 한 점에 막힌 코가 뚫리는 이 별난 음식을 즐기던 한 시절이 있었다. 물론 제대로 홍어를 먹을 줄 아는 식도락가는 당연히 찾는 별미중의 별미였다. 물론 막걸리가 곁드려야 홍어의 진한 맛을 느끼게 되는 음식이라 하여 홍탁이란 말이 생겨났다. 오늘날의 젊은이들은 이 홍어발효식품의 냄새를 싫어하기 때문에 숙성시키지 않은 홍어음식이 시대변화에 따라 무침, 찜 등으로 조리되고 있다.

60년대쯤에서는 흑산도, 비금도 등에서 홍어가 많이 잡혀 왕대포집에 들르면 별 부담없이 즐겨먹던 안주였다.

그러나 이제는 잘 잡히지 않기에 홍어 한 마리가 30~40만원 한다니 진짜 홍어 맛을 보기는 어렵게 되었지만 그래도 신안지방 유지들의 혼사에 가면 그곳 지방 인사들의 자존심이 달린 필수 혼사음식이기에 구하기 힘든 흑산도 홍어를 간혹 맛볼 수 있다.

요즘은 우리바다 홍어는 맛볼 수 없고, 칠레산 홍어가 수입되어 홍탁의 엣향수를 달래기에는 입맛이 그렇게 즐겁지만은 않다.

콩나물 재배시 독에 재를 넣어 길렀던 지혜

우리조상들은 콩나물 공장이라는 말은 생각지도 못했던 시절에 바닥에 구멍이 몇 개 씩 난 옹기로 된 독에 맨 밑에 천을 깔고 볏짚재를 놓아 그 위에 콩을 놓아 콩나물 특유의 비린 냄새도 줄일 수 있고 밀생해 자라면서 발열에 의해 속이 썩지 않는 콩나물 그리고 식물의 3대 요소의 하나인 카리성분의 재를 사용해 잘 자라게 하는 재배법을 익혀 실천해 왔다.

물론 재배 독 밑에는 위에서 흐르는 물을 아가리가 크고 넓은 옹기 독을 놓고 그 위에 삼발이 걸개를 걸치고 재배 독을 놓아 따뜻한 온도가 유지되는 방 한 쪽 구석에 놓아두고 들며 날면서 물 한 바가지씩 주고 키우던 때의 콩나물 재배방법이다. 물받이 옹기에 모인 물을 다시 주면서 키우기 때문에 재에서 용출되는 미네랄 수로 키운 콩나물이 되는 것이다.

숯의 음이온이 콩나물의 성장열기에 속이 썩지 않게 하고 이렇게 재를 넣어 기른 콩나물은 전자수에 자랐기 때문에 유통과정에 신선도가 오래가게 된다. 이런 옛사람들의 지혜를 살려 재보다 훨씬 소취효과가 좋은 숯으로 키운 무공해 콩나물 재배법을 모대학 과장인 백원엽씨가 발명특허를 득하고 부인으로 하여금 청정먹거리문화를 열어가는 부부가 있다(kongnamul.pe.kr).

○ 콩나물 재배

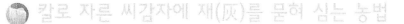

어린시절 농가에서 자란 사람들은 감자 심는 법을 알고 있으리라 생각한다. 부엌칼로 씨감자를 몇 조각 잘라서 잘라진 면에 재를 잔뜩 묻혀서 심는 것을 보았을 것이다. 하필이면 왜 재를 사용했을까?

우리조상들의 지혜가 여기서 번뜩인다.

이것은 재의 특성을 활용하는 농법을 터득했기 때문이다. 감자가 지닌 높은 영양원을 토양 속에 우글거리고 서식하는 토양미생물의 밥이 되지 않고 싹을 나게 하고 튼튼한 싹이 되도록 하기 위하여 재를 사용하는 지혜를 가졌던 것이다.

일반적으로 밭 토양 1g을 예로 들면 대충 5억마리에서 20억마리의 세균 수가 된다고 한다. 만일 감자의 절단면에 재를 묻히지 않았다면 미생물의 집이 되어 버릴 것이고, 씨감자는 부패하여 싹을 내지 못하게 될 것은 뻔하다.

그러나 그들 미생물들은 재가 갖는 강한 알칼리성에 대응해서 생존할 수가 없기 때문이다. 그래서 재의 효력은 씨감자의 살균, 소독, 방부의 3역을 갖고 있는 셈이 된다. 재를 묻히지 않고 통째로 심으면 될 것이 아니냐는 질문을 할 수도 있다. 감자를 몇 조각내는 것은 종자의 수를 늘릴 수 있는 방법이 되고 또 조각 감자가 싹을 틔울 충분한 영양을 갖고 있다는 계산 때문이다. 통째로 심으면 그 자체로는 너무 싹이 많이 나와 함께 엉켜 자라면서 수확적인면에서 비효율적이라는 판단에 잘라서 여러 종자를 심는 것이 유리하다는 농사지혜로 생각된다.

🔴 분뇨에 재를 뿌려 구더기를 막았던 지혜

　　재래식의 야외운막변소나 산사의 분뇨통이 깊은 변소 밑이나, 노천
에 발판만 걸쳐 있는 변소 등에는 의례 심한 악취와 암모니아 냄새와
더불어 구더기가 반드시 우글거리게 되어 있다. 그럴때 관리가 잘된 사
찰변소나 노천변소에서는 재를 모아 두었다가 뿌려 구더기가 생기지
않게 했던 지혜를 볼 수 있었다. 하필이면 왜 재를 뿌렸을까 그 이유는
아마도 강한 알칼리성 재에는 구더기도 생존할 수 없다는 것을 알았기
때문일 것이다. 또한 재는 살균, 소독, 방부의 역할을 하기 때문에 당연
히 구더기는 생길 수 없는 것이다.

🔴 곳간(庫間)에 숯 포대를 놓아
　곡식의 변질을 막았던 지혜

　　지난날 농경시대에는 곳간의 열쇠를 가진자가 가정의 경제권을 쥐었
다. 그래서 옛날의 시어머니들은 며느리가 나이가 들어도 자기가 기력
이 없어지기 전에는 좀처럼 곳간 열쇠를 넘겨주지 않았다. 곳간이야말
로 주식인 쌀이나 잡곡 등 가을에 걷어 들인 수확물의 저장고였다. 심
지어 용돈을 만들기 위해 모아둔 계란까지 곳간에 넣었다. 자식이나 며
느리, 머슴들은 모두 열쇠 가진 분의 결제 없이는 곳간의 물건을 반출
할 수 없었다. 곳간의 양식 조절이 잘 되어야 춘궁기를 슬기롭게 넘길
수 있고 길흉사에 쓸 곡식까지 대비해 두어야되기 때문이다. 이런 가정
의 생계유지 창고에는 습기가 차거나 공기의 유통이 좋지 않아 양식이

나 제반음식재료의 변질을 걱정하여 숯포대를 놓아두는 지혜가 있었다.

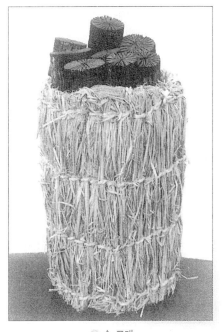

◎ 숯 포대

습기조절, 냄새제거, 방부효과 등 숯의 기본적 효능을 백분 활용하여 곳간 안에 있는 곡식 등의 보존재로 사용했었다.

이웃일본에서는 적체되는 양곡의 저장창고에 숯을 놓아서 양곡의 빠른 변질을 막고 있다는 말을 들었다. 창고바닥의 도듬판 밑에 넣는다 하는 바 우리나라도 이런 지혜를 활용할 만도 한데 아직 이런 양곡창고는 없는 것 같다.

● 토지, 택지의 경계 표시로 숯을 묻었던 지혜

토지상의 경계를 말뚝이나 돌 등으로 표시할 경우 이동성이나 변동의 우려가 있기 때문에 후일에 분쟁의 소지를 갖게 된다. 이런 문제를 사전에 없애는 방법으로서 숯을 경계토지에 묻어둠으로서 경계분쟁을 막을 수 있고 또한 숯은 몇 천 년을 묻어두어도 썩지 않는 천연소재이고 검기 때문에 구별이 확연한 숯을 흙에 묻는 지혜를 가졌던 것이다. 그리고 그 시대에는 값도 싸면서 흔하게 숯을 구할 수 있었기 때문이다.

가정상비약으로서 숯을 활용했던 지혜

요즘같이 질병에 따라 처방약이 다양하게 있지 않던 시대에는 큰노력을 하지 않아도 준비해 둘 수 있는 가정의 상비약은 반드시 있어야 했다. 아플 때마다 의원을 찾을 수도 없는 일이어서 궁리를 거듭한 비방으로 부뚜막에 앉은 그을음을 설사약으로 정장제로 해독제로 단방약으로 썼다.

요즘도 환경오염과 음식재료의 유해성이 증대되므로 인하여 소나무 숯가루를 만들어 이런 용도로 먹는 사람들이 늘어나고 있다.

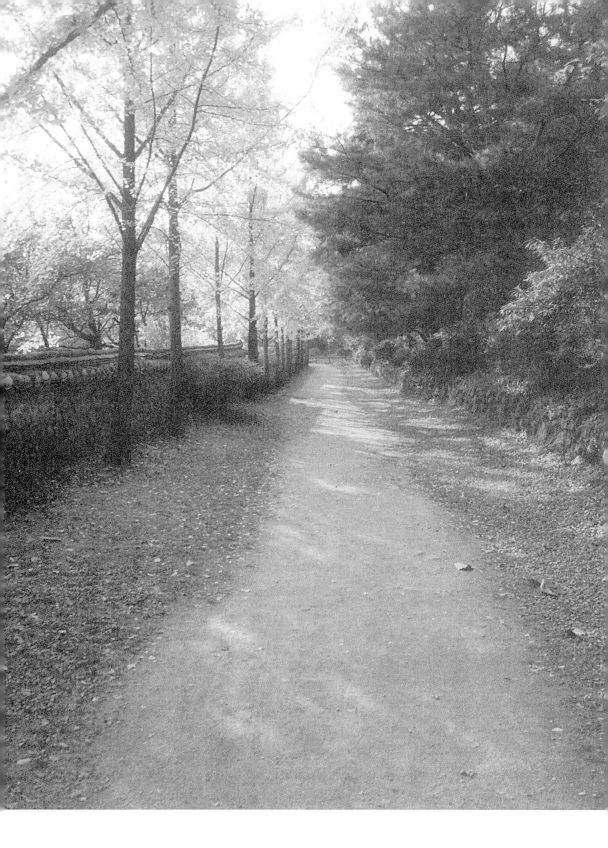

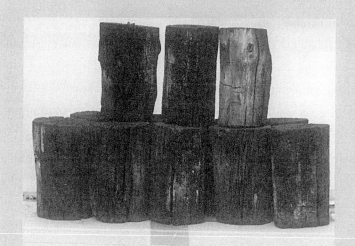

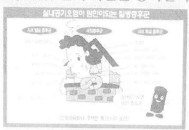

환경역습! 집이 사람을 공격한다!

주택오염 주범은 포름알데히드(HCHO),
휘발성유기화합물(VOC)

공기 정화용 숯

3

숯의 특성과
일반적 이해

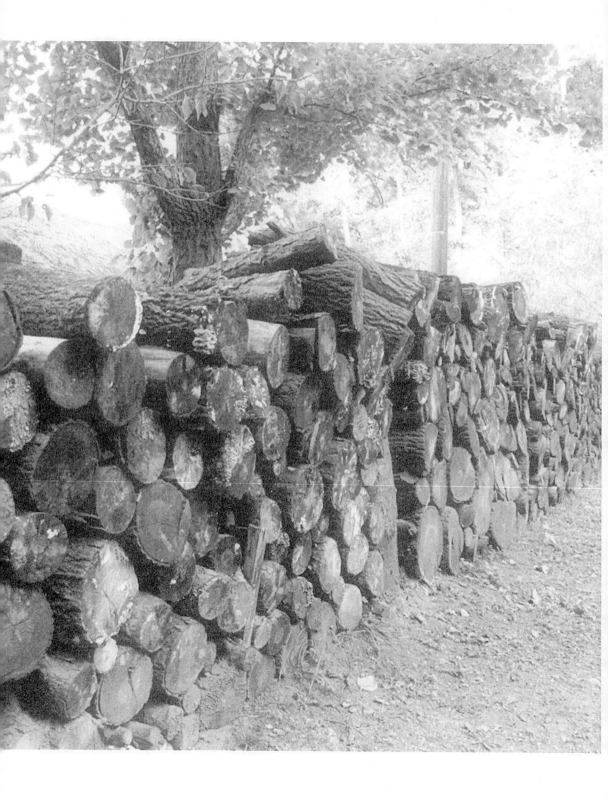

숯이란

숯의 원료인 나무는 목질소인 셀루로이즈, 헤미셀루로이즈, 리그닌이나 탄소, 수소 등의 물질로 되어 있다. 이것을 가열하면 260℃~700℃에서 탄화되어 열의 증가에 의하여 탄소의 양도 증가하게 된다.

숯은 산소가 없거나 제한된 곳에서 가열하면 300℃ 정도에서 급격히 분해가 시작되고 이산화탄소, 일산화탄소, 수소, 탄화수소가 가스가 되어 휘발하며 탄화가 진행된다.

공기가 없기 때문에 이 가스에 불이 붙지 않고 작은 숯의 결정이 불규칙하게 정리된 무정형탄소로 변하게 된다. 이렇게 탄화함으로서 다공질이 형성된 숯이 된다.

모닥불의 가스가 타고 남은 것과는 달리 숯은 가스성분이 휘발하고 남은 재질이 탄화하여 굳어진 조직으로 남은 것이다. 즉, 숯은 원재료인 나무에서 연기만을 제거한 것이라고도 말할 수 있겠다.

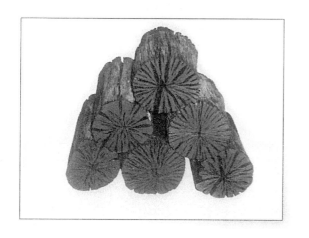

더욱이 숯은 작은 다공질이 무수히 형성되어 있고 산소가 숯의 내부에 많이 들어가 있으므로 목재보다도 타기 쉽고 불의 기세도 오래가게 된다.

옛날 가정에서는 아궁이의 장작불이나 나무 불을 항아리에 넣어 뚜껑을 덮어 숯을 만들었다. 이런 뜬 숯은 불의 붙임은 좋지만 불이 오래가지는 않는다. 이런 숯은 정확히 탄화과정을 거친 숯과는 별개로 보아야 한다. 이렇게 탄화된 숯의 성분은 탄소, 수소, 산소 그리고 회분 등으로 되어 있으며 약알칼리성을 띤다. 굳이 숯의 3요소로 정의한다면 나무 등의 유기물이 탄화한 무정형탄소 그리고 탄화에 의한 미세 다공체구조와 원래 나무가 함유한 그대로의 미네랄성분을 말하게 된다.

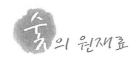 의 원재료

목재

- 활엽수 : 떡갈나무, 졸참나무, 상수리나무, 신갈나무, 밤나무, 졸가시나무, 자작나무 그 외 많은 활엽수가 원목이 될 수 있다. 용도에 따라서는 그림용으로 버드나무, 연마용으로 후박나무 등이 있다.
- 침엽수 : 낙엽송, 소나무, 삼나무, 노송나무
- 외국산 수종 : 유카리(브라질, 남아프리카), 망구로프(동남아시아), 산다화(중국), 올리브(튀니지), 아카시아(보루네오)

기타

- 수피, 가지목, 야자박(껍질)
- 톱밥, 왕겨
- 대나무
- 폐자재 : 건축폐자재, 밀감폐목, 고무나무폐목, 병충해고사목, 풍도목(風倒木)
- 야채, 과일열매 등 모든 식물
- 한방약재 : 가지, 뽕나무, 매실, 다시마, 사과, 유자씨, 조개껍질, 동물뼈, 벌레 등 500 종류 이상

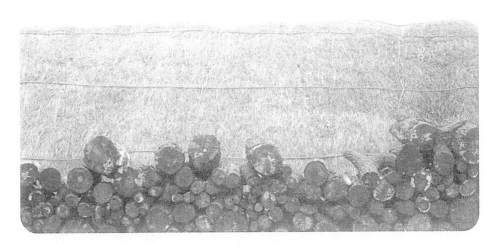

02
숯의 종류

백탄과 검탄(흑탄)

우리나라에서 구워지는 숯은 그 숯의 질에 의해서 구분하면 백탄과 검탄(흑탄) 2종류이다.

어느 것도 굽는 방식에는 그다지 큰 차이가 없지만 다 구워진 후 불을 끄는 방식이 차이가 있어 숯의 질이 다르게 된다. 같은 참나무로 구웠다 하더라도 백탄과 검탄과는 예를 들어 탄소, 산소, 수소, 회분 등의 성분도 숯의 강도, 발열량 그리고 불을 붙이기가 쉬운가 어려운가 또 불이 오래가는지 오래가지 못 하는지 등에 의하여 성질도 다르게 된다.

백탄은 숯의 탄화가 완성단계에서 가마 속에 공기를 넣어 나무가 열분해할 때에 발생한 가스를 연소시키면서 거의 완성되어 있는 숯을 약 1000℃ 정도의 높은 온도로 올려 숯의 질을 높이기 위하여 정련(精鍊)

백탄 : 구워진 숯을 불문을 열고 1000℃이상 온도를 올린 후에 그대로 가마 밖으로 끄집어 내어 재나 모래 등으로 불을 끄고 냉각시킨다. 표면이 흰빛을 띈다. 숯이 딱딱하고 무겁고 불이 오래간다.

검탄 : 400℃~700℃ 사이에서 구워지면 가마 속에 공기를 차단하여 자연히 불이 꺼지게하여 냉각시킨다. 숯의 무게가 가볍고 불이 잘 붙는다.

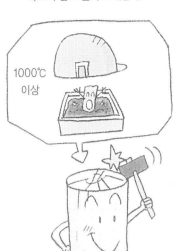

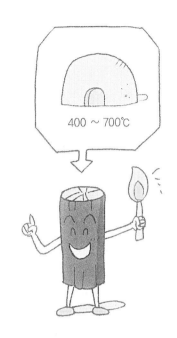

◉ 백탄과 검탄은 제조방법차이로 구별한다.

을 한다. 이때 가마 속의 상태를 보아가면서 새빨갛게 된 숯을 재빨리 가마 밖으로 끄집어내어 재 등으로 덮어서 불을 끈다. 이 숯의 표면에 재가 붙어 있어 회백색을 띄게 되어 백탄이라고 한다.

검탄의 경우 탄화온도는 대개 400~700℃에서 숯은 다 구워지게 된다. 이때 보통 가마 밑 부분은 400℃ 천정의 부분은 700℃정도 된다. 이 단계에서 가마의 입구와 굴뚝의 통로를 돌과 점토로 밀폐하고 마치 숯

불을 항아리에 넣어 불을 끄는 방식과 같이 가마 속의 남은 불을 그대로 냉각시켜 가마 밖으로 끄집어내는 방식이 검탄(흑탄)이며, 백탄과 같이 재가 표면에 붙어있지 않기 때문에 검탄이라 부른다.

백탄은 검탄보다 질이 단단하고 강도가 높으며 불이 잘 붙지 않지만 불이 일단 붙으면 오래가는 성질이 있어 연료로 사용할 때는 숯불구이에 적격이다.

그리고 고온에 구워졌기 때문에 불순물도 완전히 제거되고 탄소함량도 높아서 질이 좋은 숯이라 할 수 있고 참숯 백탄은 실내공기정화 용도에도 많이 활용된다.

특히 비장탄이란 백탄은 강도가 쇠와 같이 단단한 고온 숯으로서 단단한 특징을 살려 보석가공으로도 활용되고 있는 고급백탄이다.

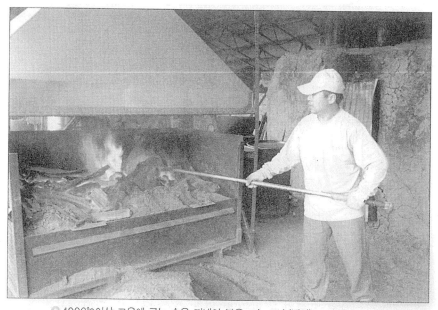

◎ 1000℃이상 고온에 굽는 숯을 꺼내어 불을 끄는 모습(백탄) - 양평 참숯가마

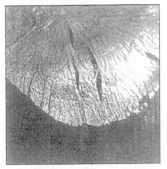

◎ 백탄

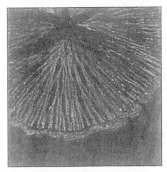

◎ 검탄

백탄과 검탄의 알기 쉬운 구별

항목	백탄	검탄(흑탄)
탄화온도	1000℃ 이상	400 ~ 700℃
불 끄는 방법	높은 온도를 올려 바로 가마 밖에서 재 등으로 소화냉각	밀폐된 가마 내에서 완전소화냉각
색상	외피가 약간의 흰색을 띈다	완전검정색을 띈다
강도	강도가 높고 단단하다	강도가 낮고 잘 부스러진다
무게	무겁다	가볍고 물에 잘 뜬다
화력	순간화력은 낮으나 오래 간다	순간화력이 높고 지속력이 낮다
불 붙이기	발화점이 낮다. 350℃ ~ 520℃(평균 460℃)	빨리 붙는다. 250℃ ~ 450℃(평균 350℃)
화력기준 용도	구이용	쇠를 녹이는 용도 등
전도성	좋다	불가
불순물 함유	거의 제거	다소 남는다
탄소 함량	93% 전후	65% ~ 85%
일반적 주용도	취사, 정수, 목욕, 공기정화, 전자파차단, 건강, 구이용	탈취, 습도조절, 공업용, 농업, 축산용
음이온 발생	cc/당 약134(참숯기준)	불가
자성체 실험	바로 자성을 띈다	불가
산도	약알칼리성	약산성

반면에 검탄은 백탄에 비해서 숯의 질이 부드럽고 연료로 사용할 때 불이 잘 붙고 잘 타기 때문에 높은 온도까지 올릴 수 있고 중간에 불이 꺼지는 일이 없으므로 옛날부터 쇠를 녹인다든가 공업용의 연료로 쓰여 왔으며 이웃 일본에서는 차도(茶道)용 연료로 쓰여져 왔다.

그러나 제재소의 잡목부스러기, 건축폐자재 등을 현대적 자동제어방식의 탄화로에서 구운 분탄 잡숯 등의 검탄이 생산되어 습기제거용, 토양개량용 등으로 값싸게 사용되어지고 있다.

🔴 대나무 숯

① 대나무는 옛날부터 음식재료(예 : 죽순) 그리고 약재로서 쓰여져 왔다. 대나무로 숯을 만드는 것은 옛날부터 있었으나 본격적으로 숯

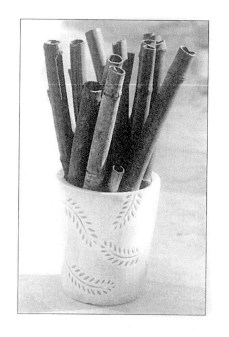

의 원목으로서 널리 사용되게 된 것은 최근의 일이다. 왜냐하면 연료로서의 대나무 숯은 일반숯(木炭)에 비해서 활용도가 열쇄하고 수송면에서도 부피가 많아서 좋지 않았다.

그러나 연료이외로서 대나무 숯을 생각해 보면 훌륭한 숯으로 증명되어지고 있다. 음이온의 발생, 물의 정화하는 힘, 공기를 정화하는 힘, 원적외선의 방사, 소취효과, 제습효과, 항균성과 항산화성, 미네랄의 용출 등 숯의 효능을 전부 발휘하고 있다.

② 대나무 숯의 월등한 효능과 미래의 숯자원

대나무 숯 원목은 우리식탁에 간혹 오르는 죽순의 아버지다. 이것은 700℃ 이상의 고온에서 구우면 백탄의 범주에 속하며 전기가 통하게 되고 발열량도 7000칼로리에 달한다.

대나무와 일반숯의 차이는 다음과 같다.

ⓐ 표면적 : 대나무 숯이 1g에 700㎡인 반면 일반 숯은 1g에 300㎡에 불과해 대나무숯이 월등하다.

ⓑ 미네랄함량 : 대나무 숯이 일반숯보다 규산과 칼슘 등 양질의 미네랄이 많이 함유되어 있다.

ⓒ 성장속도 : 우후죽순이라는 말이 있듯이 대나무는 성장속도가 빨라서 성장기에는 하루에 1m이상 자라기도 하지만 일반숯의 원목은 10 ~ 20년 정도 자라야 숯의 재료로서 성목이 된다.

ⓓ 앞으로의 전망 : 대나무는 불과 4 ~ 5년이면 성죽이 되므로 미래에 증가되는 숯의 수요로 볼 때 삼림을 지키려면 죽림을 육성할 수 밖에 없을 것이다.

그 외의 숯

야채로부터 과일에 이르기까지 모든 생물은 숯으로 만들 수가 있다. 다음에서 흔히 보기힘든 취미용 숯을 소개한다.

● 고강도 숯 : 비장탄(備長炭)

　일본이 숯 제조기술의 예술품으로 자랑하는 비장탄의 원목은 졸가시나무, 떡갈나무, 졸참나무 등 활엽수가 주종을 이룬다. 가장 대표적인 원목은 참나무과의 졸가시나무(姆目堅 : 모목견 : 우바메가시)로 일본 본토의 태평양연안 와카야마현(和歌山縣) 남부 가와무라(川村) 중심의 기슈한도우(紀州半島), 큐슈(九州)의 미야자끼(宮崎), 시꼬꾸(四國)의 코오찌(高知) 등의 온난한 해안선 경사진 바위틈에서 바다 바람을 견디면서 많이 구부러진 모습으로 자생한 나무로 생명력이 강한 상록활엽수이다.

　이렇게 자란 졸가시나무는 10m이상 자라면 재질이 단단해져서 비장탄의 원목으로서 적합하게 된다. 벌채는 성목이 된 것만 벌채하며 졸가시나무는 벌채해도 뿌리가 살아있기 때문에 곧 새잎이 나고 2~3년이면 녹음이 되살아나 식목이 필요 없는 천연 리싸이클 나무자원이다.

　졸가시나무는 5월에 꽃이 피고 메추리알 같은 작은 열매가 열리며 상록활엽수로 공해에 강한 특징이 있어 일본 동경의 신쥬꾸(新宿) 등지의 가로수로 심어져 있는 것을 볼 수 있다.

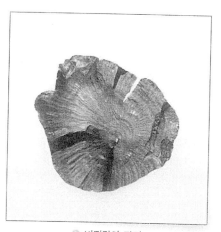

◉ 비장탄의 단면

　비장탄의 특성은 다른 숯들과 비교가 안 될 정도의 경도(硬度)가 강한 백탄숯이며 1000℃ 이상의 고온에 탄화되어 탄소함량이 높으며 연료로 사용할 경우 석유, 가스, 전기적 에너지와 같이 단조로운 열원(熱源)

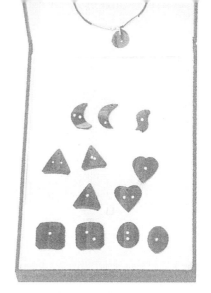

에서 얻을 수 없는 독특한 화력이 있고 단면은
금속질의 광택이 나며 서로 부딪치면 금속음을
낸다.

비장탄은 연료로서의 특성 외에 그 강도와
탄소함량, 다공성, 흡착성 등의 특징을 살린
많은 제품이 개발되어지고 있다.

침구류(침대, 베개, 매트, 방석), 건축재(벽
지, 페인트), 전자파 차단재, 취사용, 정수용,
실내공기정화용, 선도유지시트, 다다미, 보
석가공, 악세서리가공 등 그 활용의 범위가 점차 늘어나고 있다.

○ 숯을 이용한 악세서리

숯의 탄화온도에 의한 분류

① 저온탄화숯 : 400 ~ 500℃에 탄화한 건류탄(乾溜炭), 평로탄(平爐
   炭) 등
② 중온탄화숯 : 600~700℃ 검탄(흑탄), 대나무숯
③ 고온탄 : 1000℃ 전후 백탄, 비장탄

특수목적의 숯

1 활성탄(活性炭 : Activated charcoal)

나무가 열분해 되어 탄화가 된 숯을 인공적으로 더욱 흡착력을 높
이기 위하여 다공질을 활성화(부활)시킨 숯이 활성탄이다.

활성화방법에는 가스부활법, 약품부활법, 수증기부활법 등이 있다. 기체, 액체 등의 흡착력은 다공질이 많을수록 높으므로 활성탄은 1g당 표면적이 적어도 500㎡/g(약 150평)이상이고, 고성능의 활성탄이 되면 2000㎡/g(약 600평)을 초과하게 된다. 일반 백탄숯은 300㎡/g(약 90평)인데 이런 차이는 다공성이 얼마나 높으냐에 따른 차이이다.

활성탄의 형태별 이용분류

① 분말(粉末)활성탄 : 제당(製糖), 전분당(糖), 공업약품, 양조, 유지, 하수처리, 촉매(觸媒), 의약, 정수 기타

② 입상(粒狀)활성탄 : 가스흡착처리용, 용제회수(溶劑回收), 촉매(觸媒), 하수처리, 정수, 공기정화, 담배필터, 가소린흡탈착, 금은 회수 기타

③ 섬유상(纖維狀)활성탄 : 자동차용 공기청정필터, 커피머신용, 오존제거필터, 용제회수장치용(염소계용제 회수에 공헌)

④ 고표면적(高表面積)활성탄 : 전지재료, 전자부품분야

활성탄의 원료에 의한 분류

① 식물질 : 목재, 세루로즈, 톱밥, 목탄, 야자숯

② 석탄질 : 이탄(泥炭), 아탄(亞炭), 갈탄(褐炭), 역청탄(瀝青炭), 무연탄(無煙炭), 타르 등

③ 석유질 : 석유잔사(殘査), 유산(硫酸)슬러지, 오일카본 등

④ 기타 : 펄프폐액, 합성수지폐재, 유기질폐물 등

활성탄의 주요 이용사례

① 유기용제회수(有機溶劑回收) : 토루엔, 키시린, 4염화탄소, 후론 113

② 정수용(정수장, 정수기)

③ 공기정화

④ 방독마스크

⑤ 담배필터

⑥ 농약제거

⑦ 오존제거필터

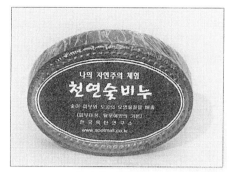
◎ 숯을 이용한 비누

⑧ 다이옥신제거(폐기물처리 - 소각로)

⑨ 설탕제조(탈색) - (식품첨가물 활성탄)

⑩ 청주정제 - 저장 중 부패방지, 탈색, 불쾌냄새 - (식품첨가물 활성탄)

⑪ 냉장고 탈취제

⑫ 먹는 활성탄(식품, 다이어트용) - (식용탄, 건강보조용 숯가루)

⑬ 의학용 활성탄 - (약용탄)

⑭ 주사용 수액생산 - (약용탄)

⑮ 비 의료적 치료용 - 인공투석

⑯ 생물활성탄 - 정수의 고도처리 기술 응용법

② 약용숯(藥用炭)

법적규격에 맞게 제조된 의약품으로서 의료기관 또는 전문약국에서 취급하며 숯의 흡착력을 이용한 소화기관내의 이상 발효나 약물중독

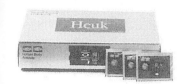

시 흡착해독제로서 쓰여지는 숯이다.

의약품으로서의 약용숯은 대한약전(大韓藥典)의 약용탄, 일본약전(日本藥局方)의 약용탄, 미국약전의 활성탄(Activated charcoal)을 말한다.

③ 식용숯(食用炭)

숯을 먹는다고 하면 의아해 할 수도 있을 것이다.

물론 옛날에 좋은 약이 없던 시대에 설사나 위장이 좋지 않을 때 부뚜막의 그으름을 긁어 먹었다든가 숯을 가루로 만들어 민간요법으로 먹었다는 것은 익히 알고 있을 것이며 요즘도 숯의 효능을 믿는 사람들이 의외로 많이 복용하고 있는 것도 사실이다.

숯을 의료현장에서 약물중독 시 구급책으로써 흡착제로 사용하는 경우는 약용숯으로서 활용하는 경우이다.

그러나 식용탄을 먹음으로서 숯의 다공체에서 유해한 물질이나 독소를 흡착하여 변과 함께 배설시켜 위장관을 깨끗이 소제할 수 있으며 식용탄의 흡착력은 야채 등의 섬유질과는 비교가 안 될 정도로 우수하기 때문이다.

식용탄은 유해물질을 배출시키는 역할만 하는 것이 아니고 노화나 생활습관병의 원인이 되는 활성산소의 제거와 당질, 지방, 단백질 등이 분해되어 만들어진 포도당, 아미노산, 지방산 등 과다하게 섭취한 영양분을 흡착배출하기 때문에 다이어트효과도 있다. 특히 일본에서는 카본다이어트 제품이 판

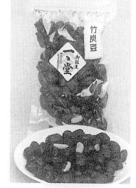

◉ 죽탄콩

매되고 있고 유해물질 제거를 위한 헬스카본 등의 식용숯도 시판되고 있으며, 국수나 메밀 등 면류에 첨가해서 파는 식당도 생겨났고, 과자류에 첨가한 제품 또는 찌개 등에 뿌려 먹는 스타일의 식용숯도 있다.

④ 식품첨가물로서의 숯

우리나라 식품첨가물공전에 인정된 활성탄으로 소재는 톱밥, 목편, 야자껍질 등의 식물성섬유질이나 아탄, 또는 석유 등의 함탄소물질을 탄화시킨 다음 부활하여 얻어진 식품첨가물 숯으로서 사용할 수 있게 되어 있다. 식품첨가물이라 하여 식품에 첨가하여 먹거나 식품에 혼합해서 유통식품을 만들 수 있는 첨가물이 아니다.

식품의 제조 또는 가공상 여과보조제로서 여과, 탈색, 탈취, 정제 등의 목적이외에 사용하여서는 아니 된다고 되어 있으며, 또한 식품첨가물 숯으로 사용시 최종식품완성 전에 제거하여야 하며 식품중의 잔존량은 0.5%이하여야 된다고 규정하고 있다.

🌑 숯의 구조와 특성

① 숯의 힘 그 비결은 무수한 다공체이다

나무를 가마에서 가열하면 나무가 성장시 뿌리로부터 흡수해 올린 수분과 영양분이 각조직으로 보내어진 도관(道管) 및 세포벽이었던 목재의 기본골격이라 할 수 있는 조직을 그대로 남겨둔 채 탄화되기 때문에 숯은 벌집구조를 가진 다공체 덩어리가 된다.

숯이 탄화될 때 온도가 상승해도 구조자체는 파괴되지 않고 수축하기 때문에 조직구조학적으로는 나무의 조직과 동일하다 할 수 있다.

숯에 열려있는 구멍의 표면적은 어른의 손톱 끝만 한 크기의 1g당 200 ~ 400㎡정도(평균 약 90평)나 되며, 무수한 작은 구멍이 표면적을 넓게 해주고 있는 것이다.

숯의 구멍의 크기를 구별해 보면 3종류의 형태이다.

나무가 각조직으로 통하는 관(管)으로 직경이 50나노미터(nm는 10억분의 1미터) 이상의 비교적 큰구멍이 마크로공(孔)이고, 중간공(孔)인 메조공(孔)은 2 ~ 50나노미터 미만의 구멍이고, 또 하나는 숯이 탄화될 때 세포벽 내부에 생긴 미크로공(孔)이라는 구멍인데 0.8 ~ 2나노미터 미만인 미세구멍으로 수소, 탄소 또는 분자 등이 휘발할 때 빠져나간 구멍으로 냄새 등을 흡착하는 역할을 한다.

숯의 아주 작은 구멍의 구조를 다음과 같이 모형화해 보았다.

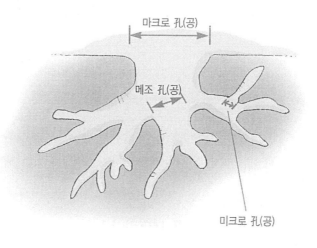

🔵 숯의 다공체 구조모형

구멍의 크기와 용도와의 관계를 보면, 졸참나무, 상수리나무, 떡갈나무와 같은 활엽수의 숯은 마크로공이 잘 발달해 있어 구멍의 벽이 두터운 단단한 숯이 되지만, 침엽수(소나무 등)의 숯은 미크로공의 지름이 발달해서 숯의 벽이 얇기 때문에 부드러운 숯이 된다.

이와 같이 구멍의 구조가 다르기 때문에 구멍의 크고 작음에 따라서 사용의 목적을 달리할 필요가 있는 것이다.

예를 들면 연료로서 숯을 쓸 경우에는 마크로 공이 크고 많은 만큼 산소가 숯 내부에 들어가기 쉽기 때문에 불이 잘 타고 높은 온도의 열

크고 작은 여러 구멍을 분자가 흡착

| 큰 사이즈만 흡착 | 작은 사이즈만 흡착 | 구멍의 크기에 맞는 사이즈만 흡착 |

◉ 전자현미경으로 관찰한 숯

을 빨리 얻을 수 있다.

반대로 미크로공이 많고 작은 벽면이 두터우면 연소속도가 늦지만 일정온도로 연소가 유지되며 불이 오래가는 장점도 있는 것이다. 그래서 숯의 사용목적에 따라서 좋은 경우도 나쁜 경우도 있을 수 있다.

전자현미경으로 숯을 관찰해 보면 숯의 벽 내측에 있는 무수한 구멍을 볼 수 있다. 그 구멍은 주로 숯의 흡착제거작용에 크게 관계가 있고, 이 성질을 이용한 물 속의 미량의 유기물의 제거작용, 습기조절재로서의 습기의 흡착제거작용이나, 농약이나 악취의 흡착제거작용, 비료성분의 보존작용 등이 있어 우리들의 생활에 많은 도움이 되고 있다.

② 고온에 구운 숯은 전기가 통하는 성질이 된다

원목의 상태에서는 전기가 통할 수 없지만 숯으로 구어서 높은 온도의 숯이 되면 전기가 통하게 된다. 전기의 전도율이라는 점에서 보면 여러 가지 물질들은 도체(導體), 반도체(半導體), 절연체(絶緣體)로 나눌 수 있지만 숯은 그 중에서 반도체의 범위에 속한다.

에디슨이 백열전구를 발명했을 때에 대나무 숯을 백탄화(700℃ 이상)해서 휠라멘트로 이용한 것은 유명한 일화이다.

우리가 숯 관계 박물관이나 간혹 이벤트 숯 작품판매 행사장에서 숯을 이용한 실험기구로 전구에 불이 오는 장치를 본 적이 있을 것이다.

즉, 온도가 높은 것만큼 통전성(通電性)은 증가해 가며 백탄은 높은 온도로 구워지므로 세라믹 형태로 되어 있어 전기특성이 높게 되는 것이다.

❸ 숯은 탄소질 덩어리이다

원목에는 여러 가지 성분을 함유하고 있지만 약 2분의 1은 탄소이다. 이 원목은 숯가마에서 가열하면 열분해 되어 그 중의 3분의 1은 탄소로 숯이 되고 약 3분의 1은 숯가마의 연기로부터 얻어지는 초산을 주성분으로 한 액체인 목초액과 목(木)타르 등의 탄소화합물이 생성되게 된다. 또 남은 3분의 1의 탄소는 탄산가스, 일산화탄소 등 가스로 되어 방출되어 버린다. 따라서 숯에는 불로 타오르는 기체(가스)가 함유되어 있지 않기 때문에 연소시켜도 불덩어리는 되어도 불꽃은 나지 않는다. 때로는 푸른 불꽃은 날 수 있어도, 이것은 열이 가해진 탄소가 이산화탄소로 환원되어 타기 때문이다.

이와 같이 나무를 숯으로 굽는다는 것은 원목에 함유되어 있는 탄소

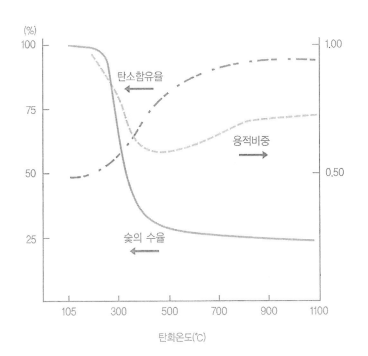

◎ 탄화온도와 숯의수율, 용적비,
탄소함유율(화살표는 각각의
방향수치)

의 약 70%를 고체 또는 액체 형태로 회수하고 연료 외 여러 가지 용도에 이용할 수 있는 자원으로 재생하게 된다. 숯의 탄소함유율은 원목상태에서 50%정도이지만 탄화온도가 400℃에서 약 72%, 600℃에서 89%가 되고, 1000℃에서 95%, 1100℃에서 96%로 탄화온도가 높아짐에 따라 증가함을 알 수 있다. 숯은 탄소 외에도 수소, 산소, 회분으로 구성되어 있지만 절대적 비율은 탄소인 것이다.(백탄인 경우 대략 탄소 93%, 산소 3%, 수소 0.4%, 회분 2 ~ 3%정도이고, 저온에 구운 검탄일 경우 탄소함유율은 85%인 것도 있고, 65%인 것도 있다)

④ 숯은 미생물의 서식처

좋은 흙에서 질 좋은 작물을 얻을 수 있는 것이다. 질이 좋은 작물이란 맛도 있고 수확도 많아야 되는 것이다. 좋은 흙이 있어야 계속 재배할 수 있고 농약이나 연작으로 인하여 지력이 쇠퇴해지면 균근균(菌根菌)이나 근립균(根粒菌) 등의 많은 미생물이 그 역할을 활발히 해야만 한다.

땅에 숯을 뿌리면 흙 속에 살고 있는 유용한 미생물의 집이 되어 그 활동을 활발하게 하는 기능이 있다. 숯의 무수한 구멍 속에는 미네랄이 풍부하고 유용한 미생물인 VA균이나 방선균(放線菌)에는 식물의 3대 영양소중의 하나인 질소를 공급하고 한편 식물로부터 영양을 얻을 수 있는 공생관계에 있다.

숯은 이상과 같은 여러 가지 특성을 갖추고 있기 때문에 다양한 작물 재배에의 활용이 가능하다.

그러나 VA균을 비롯한 공생관계에 있는 미생물이나 질소고정균 등

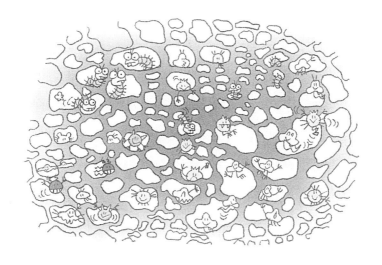

○ 숯의 많은 구멍 속에 다양한 미생물이 살고 있다.

의 유용미생물은 일반적인 미생물과의 경쟁에는 약하며 말하자면 번식에는 특수한 환경을 필요로 한다.

숯은 미세한 다공체가 무수히 있어 이것들이 약한 미생물에 안전한 서식처를 제공하게 되며 이 유용한 미생물이 번식하기 쉬운 환경을 만들어 준다.

물론 숯이 미생물의 서식처라 하지만 모든 미생물의 서식처가 될 수는 없다. 숯과 미생물은 탄소와 미네랄만의 물체위에서 대부분의 미생물이 유기물을 먹이로 해서 살기 때문이다.

현재 숯에서 살고 있는 알려진 미생물은 근립균이나 균근균 등 식물의 뿌리에 공생하는 공생미생물류 등이다.

유기물이나 암모니아와 같은 물질을 숯에 흡착시키면 그것을 분해하는 세균이나 방선균 등 특수한 부류의 균들이 증식을 한다.

숯은 고온에 구워지기 때문에 거의 무균상태에 가깝고, 회분이 많기 때문에 알칼리성이 강하고, 표면이 넓기 때문에 산소도 많으며, 다공체도 열려 있기 때문에 수분을 흡수하기 쉽고, 가루로 하면 더욱 수분을 많이 함유한다. 이와 같은 상태는 뿌리의 성장이나 특정한 미생물의 번식에 적합하게 되어 있다.

이런 숯의 다공체에 들어가 살 수 있는 미생물은 거의 먹이가 없어도 살 수 있으며 그 중에서도 세균이나 방선균은 중성으로부터 알칼리성의 상태를 좋아하기 때문에 착생할 수 있는 것이다.

미생물이 식물과 공생하자면 질소, 인산, 가리 등의 양분이 식물로 보내어지고 균은 식물로부터 탄소화합물 등의 영양을 받고 공생관계가 성립된다. 이와 같이 숯은 공생을 돕는 조력자라는 의미로도 중요한 것이다.

다시 평가받는 숯

숯이 연료로서 화려한 시대가 있었으나 연료의 생산 주체가 석유가스 등 화석연료로 대체되는 에너지혁명의 영향을 받아 그 자취마저 잊혀질 뻔했다. 그러나 화석연료는 연소에 따른 대기 중의 이산화탄소 농도가 증가하여 심각한 지구온난화의 주범이 되기에 이르렀다.

실로 숯은 화석연료와는 달리 재생 가능한 목재 간벌재, 가지목, 폐자재 등을 원료로 해서 탄화시키므로 이산화탄소의 7할을 숯으로 고정할 수 있는 것이다.

그리고 환경친화적인 리싸이클 소재이기도 하다.

숯이 연료로서의 역할 외에 숯의 기본적 효능을 응용한 친환경적 소재로서 각광을 받게 되었다. 편리함만을 추구해서 화학적인 소재에 포로가 되었으나 그 폐해가 날로 증가함에 따라 숯은 그 활용도가 광범위하게 확대되면서 궁극의 천연소재로서 자리매김 하고 있다. 인체에 있어서 해가 없다는 완벽성을 갖춘 소재이기 때문이기도 하다. 공기와 물의 여과와 정화재로서 우수한 원적외선방사를 이용한 건강산업에, 주택산업에 있어서 환경친화적 건자재로서 축산과 환경농법에 그리고 치료와 질병의 예방에 크게 활용되어 노화의 예방, 혈액과 체액의 약알칼리화, 체내독소를 제거하는 작용 등 많은 효능이 연구결과 밝혀지므로서 숯은 21세기에 천연소재로서 그 용도가 무궁무진하여 앞으로 크게 주목받는 소재가 될 것은 명확관화하다 할 것이다.

숯의 이해를 돕기 위한 지식

1 숯불구이가 맛있는 이유

고기와 생선을 구울 때 연료로서의 숯은 어떠한 현대연료로도 대체할 수 없는 독자적인 자리매김을 하고 있으며, 오랜 세월에 걸쳐서 검증된 연료로서 구이 맛을 내는 데에는 숯 중에서도 고온에 굽는 백탄이 제 기능과 역할을 톡톡히 한다.

간접열에 의해서 굽는 전열구이, 철판구이, 후라이판구이 등은 굽는 연료의 종류에 맛이 크게 좌우되지 않으나, 숯불구이는 숯불의 열이 고기에 직접 닿는 방식의 직불구이이므로 맛에 영향을 미치게 된다. 가스

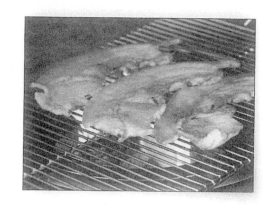

불을 연료로 하여 구울 경우는 열이 닿는 부분은 속살보다 먼저 익고 속살이 익을 때면 표면은 탈 수 밖에 없지만 숯불에 의한 구이는 자세히 살펴보면 숯불이 엷은 막으로 형성되어 희게 덮여 있는 무기질 성분의 재(炭)를 볼 수 있다. 이 재에서 원적외선이 방사되어 고기의 표면과 속살까지 빠짐없이 열전달이 되고 동시에 익으므로 속살의 맛이 달아나지 않고 구워져 고기의 색상도 좋게 되어 그 빛깔 또한 먹음직스러워 식욕도 돋우게 되며 대략 70℃ 정도의 열에서 맛의 성분이 결정되는 "글루타민산"도 만들어지는 역할을 한다.

어떠한 방사특성을 갖고 있는 연료로 구어 지느냐에 따라서 구이의 맛이 차이가 생기는 것이다.

그리고 구이과정의 온도를 자유자재로 관리할 수 있는 것도 맛의 중요한 요인이 되므로 고온 백탄숯은 부채 하나로 또는 공기조절구멍만으로도 자유로이 온도조절이 가능하여 요리인에게는 편리한 연료다.

또 하나 특징이라면 고온에 굽는 백탄숯은 구울 때 연소가스에 수분이 없는 것도 직불구이의 장점일 것이다.

② 숯은 알칼리성인가 산성인가

숯은 산성이 아니면 알칼리성인가?

밥솥에 숯을 넣고 취사했을 때 신맛이 없으니 알칼리성일 것이고 숯을 굽는 과정에 연기를 냉각시켜 생긴 목초액은 산성이다.

pH(산성, 알칼리성비율을 표시하는 수치)14단계 중 7이면 중성인데 수치가 이 보다 낮으면 산성이고, 높으면 알칼리성인데 숯은 그 자체 표면의 pH와 숯을 물 속에 넣어서 용출되는 pH로 구분할 수 있다.

숯 표면의 pH는 반드시 정해져 있는 것이 아니고 숯을 구울 때의 온도에 의해서 정해지며 일반적으로 낮은 온도에 구울수록 표면 pH가 산성이 되고 고온에 구울수록 알칼리성이 강하게 되며, 탄화온도가 높아지면 산성표면의 산성관능기(酸性官能基)는 감소하고 염기성관능기(鹽基性官能基)는 증가하므로 알칼리성이 된다.

또 숯에서는 용출성분이 있는데 이것은 숯을 물에 넣었을 때 스며 나오며 대표적인 것은 회분이다. 수목에는 각종의 무기물(미네랄)이 있고 수목이 탄화되어 숯이 되어도 이들은 그대로 남아있어 숯을 물 등에 넣을 때는 알칼리성의 무기물이 용출된다. 목욕탕에 숯을 넣을 경우 알칼리성 온천탕이 되는 것은 이 때문이다.

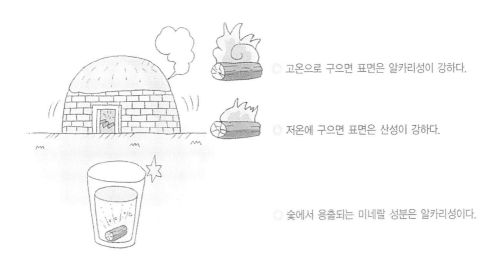

고온으로 구으면 표면은 알카리성이 강하다.

저온에 구으면 표면은 산성이 강하다.

숯에서 용출되는 미네랄 성분은 알카리성이다.

③ 산화와 환원

  자연계의 모든 물질을 아주 미세한 세계까지 파고들면 현재로는 109
종류의 원자로 구성되어 있다는 것을 알게 된다. 이 원소를 자세히 관
찰하면 원자의 한가운데는 원자핵이라는 것이 있고, 전자는 그 주위를
돌고 있다는 것을 알게 된다.

  사람을 포함한 모든 물질은 원자로 구성되어 있으며 그림에서 보는
바와 같이 원자핵은 양자와 중성자로 되어 있고 그 원자핵의 주위를 음
전기를 가진 전자가 빙빙 돌고 있다.

  양자는 양전기이기 때문에 플러스(+)전자이고, 이와 반대로 원자핵
주위를 돌고 있는 전자는 음전기로 마이너스(−)전자이다.

  우리가정으로 보면 부인인 '양자' 주위를 남편인 '전자' 가 부인주위

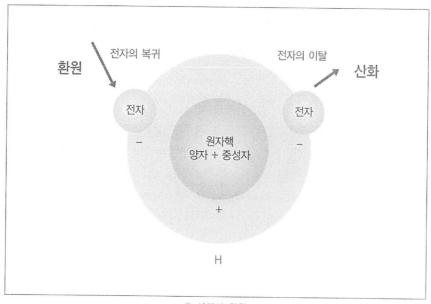

◉ 산화와 환원

를 잘 돌고 있으면 음양의 조화로 가정은 화목하고 평화로운 행복을 누리면서 원만한 가정을 이끌 수 있다. 즉, 원자는 밸런스가 유지되어 전기적으로 중성을 보유하게 된다. 그러나 남편인 전자가 부인인 양자주위에서 바람이 나거나 어떤 이유로 이탈해 버리면 부

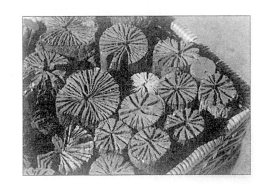

인인 양자는 과부가 되어서 음전기, 양전기의 밸런스가 붕괴되어 원자단은 양전기만 남는 양이온상태가 되어버리게 된다. 즉 전자의 이탈상태인 산화가 된다.

이렇게 밸런스가 붕괴된 상태를 '산화' 라고 한다.

반대로 '환원' 은 원자에서 이탈한 전자가 본래 상태로 되돌아오는 것이다. 전자가 환원하면 전기적으로 +와 −의 밸런스가 유지되고, 가정에서의 부부금슬이 좋아지고, 건강에 있어서 신진대사기능이 살아나고, 물질에 있어서 산화와 부패를 막을 수 있게 되는 것이다.

이것을 산화와 환원의 법칙이라 한다.

물질 중에서도 특히 수소의 전자는 원자로부터 이탈하기 쉬운 성질을 갖고 있다. 따라서 수소를 많이 함유한 물질은 부패하기가 쉽게 되는 것이다.

그런데 인체의 70%는 물로 되어 있다. 물에는 수소가 많으므로 산화하기가 쉽다. 즉, 수소전자를 잃기 쉬운 것이 인체인 것이다.

산화한다는 것은 물질의 신선함을 잃어버린다는 말이고, 또한 부패한다는 뜻이다. 사람의 경우 산화는 노화한다는 것이고, 극한 상태는

'죽음'이라는 말이 된다.

　사람이 건강하기 위해서는 낡은 세포와 새 세포가 신진대사를 원활히 수행해야 한다. 만일 신진대사가 둔화되면 노화가 빨라진다. 앞에서 밝혔듯이 노화는 전자의 이탈에 따른 산화이다. 그러므로 전자의 이탈을 막으면 신진대사가 빨라지고 산화도 막을 수 있다. 그렇게 되면 사람은 건강해진다.

　이 전자의 이탈방지에 가장 중요한 물질이 탄소이고, 탄소의 덩어리가 숯이다.

　탄소는 우주 속의 많은 자유전자를 수집하여 활발한 전자를 많이 비축하며 전기나 에너지를 수집, 유도, 축적하는 능력을 가지고 있고, 축적된 전자를 부족한 자기 주변의 물질에 전자를 제공하여 산화를 방지시키고 환원작용을 하게 한다.

　따라서 탄소를 곁에 두면 물질의 산화를 막을 수 있게 되며 탄소덩어리인 숯을 곁에 두면 산화와 노화 · 부패를 방지한다는 것은 당연한 귀결이 아니겠는가?

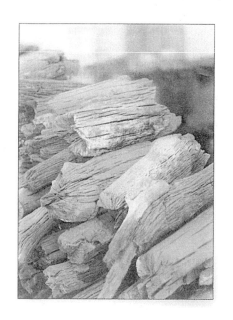

　지금까지 우리는 단순한 연료로서의 숯, 또는 숯불갈비집의 구이용 검은 숯 덩어리로 가볍게 생각하여 왔지만 숯을 우리 주위에 놓아두는 것만으로도 우리 몸의 신진대사기능을 살리고 질병의 개선과 건강을 유지시키며 노화를 막는다고 하니 이 탄소덩어리인 숯이 건강의 구세주가 아니고 그 무엇이겠는가?

4 숯은 맹독성 다이옥신도 흡착한다

염화비닐 등 어떤 종류의 석유화학제품이던 안일하게 불태우게 되면 아주 간단하게 맹독 다이옥신을 발생한다.

자연계에서는 존재하지 않는 다이옥신은 대사되지 않고 언제까지나 남아있기 때문에 심각성이 더 크다.

대기 중의 다이옥신이 비로 땅에 침투하면 식물이 이것을 흡수하고 그 식물을 먹은 소를 인간이 먹으면 다이옥신이 체내의 지방분에 용해되어 들어가기 때문에 오줌으로서도 배설되지 않고 체내에 축적되는 것이다.

더욱이 바다에 떨어진 다이옥신이 어패류에도 흡수되어 이를 먹는 인간의 체내에 축적된다는 것이다.

이와같이 체내에 쌓여진 다이옥신에는 발암성물질로 인하여 기형아 출산 등의 원인이 된다는 것이 밝혀지고 있다.

우리가 별 생각 없이 뒤뜰에서, 개울가에서, 들판에서, 공장에서 또는 간이소각로에서 쓰고 버린 비닐을 함부로 태운 것이 얼마나 불행을 불러들이는 행위인지 심각히 생각할 때가 왔다고 본다.

실제 공공소각장보다 이런 곳에서 태우는 것이 다이옥신의 안전기준치를 훨씬 상회하는 곳이 적지 않을 것이다.

일본사이타마현 소각장에서 다이옥신을 흡착하기 위한 활성탄을 장치한 것이 우연히도 다이옥신 등의 유해물질 제거에 가장 좋은 방법임을 알게 되어 활성탄이 최적의 재료라는 사실이 알려졌다.(산업폐기물 처리 가이드북 : 동경가스 산업폐기물 문제연구소편 참조)

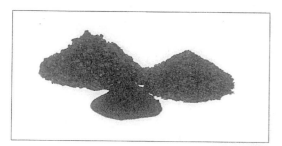

◎ 각종 숯가루 예

우리나라에서는 소각장에 활성탄 설비를 하여 소각과정에서 발생하는 오염물질의 과다배출을 줄이기 위하여 서울의 양천구 목동과 강남구 일원동 소각장에서는 활성탄 설비가 되어 가동 중이며 노원구 상계동 소각장도 다이옥신 배출에 따른 주민협의체와의 합의 기준치가 0.1ng였는데 2.7배가 많은 0.27ng이 배출되어 가동중단 상태가 되어 그 해결책으로 활성탄 설비를 추진하게 되었다.

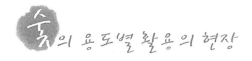 **의 용도별 활용의 현장**

숯

- 연료 : 취사용, 조리용, 레저용, 제과용, 다과용, 난방용
- 건강생활 : 공기정화용, 냉장고탈취용, 목욕용, 습기제거용, 소취용, 침구제품용
- 수산 : 사료첨가용, 양식장수질정화용, 어초용
- 농업원예, 과수 : 논·밭작물, 묘목용, 수경재배용, 버섯재배용, 녹화목재배용, 과수재배용
- 축산용 : 사료첨가용, 폐수처리용
- 공예 : 연마용, 칠기용, 칠보용, 검도용, 그림숯
- 건축 : 매탄, 마루 밑 부탄, 벽탄, 부지경계용, 페인트용
- 광공업, 야금 : 화학용, 정수용, 활성탄용, 촉매용, 방독면용, 주물형틀건조용

목초액

음용첨가제, 사료첨가제, 훈제, 초산석회, 방부용, 소취제, 토양소독제

목타르

방부제, 목재도료, 기피제, 의약용(정로환)

재

식품가공용, 비료, 촉매용, 도자기용

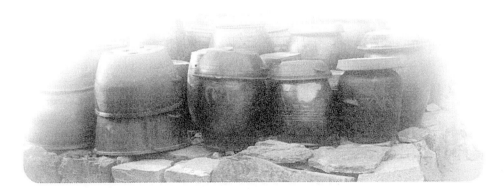

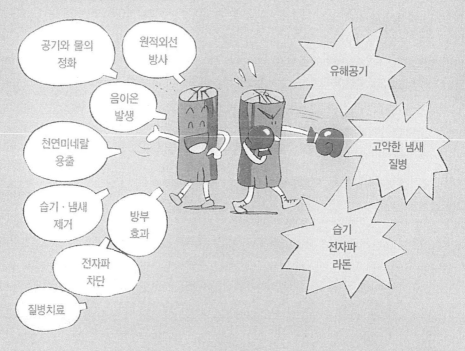

공기와 물의 정화

원적외선 방사

음이온 발생

천연미네랄 용출

습기·냄새 제거

방부 효과

전자파 차단

질병치료

유해공기

고약한 냄새 질병

습기 전자파 라돈

숯의 다양한 효능

4

숯의 기본적 효능과 작용

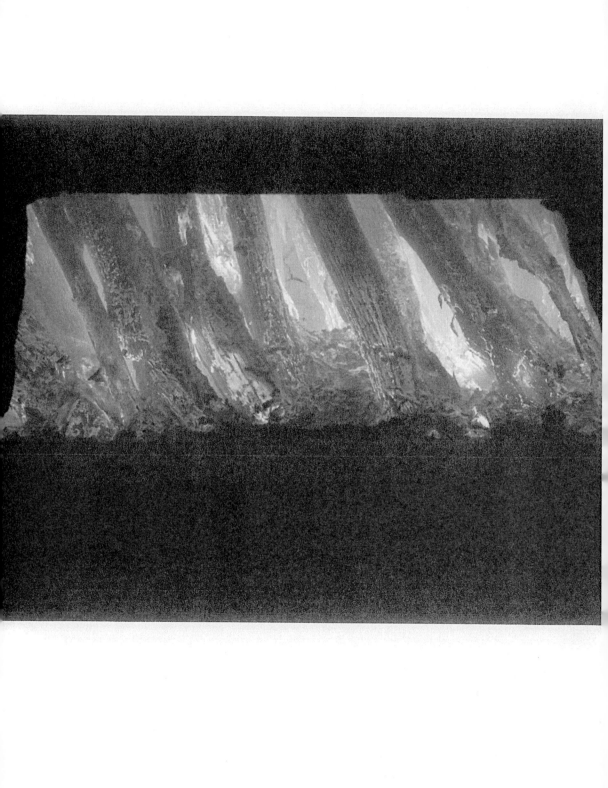

숯의 힘이 물질을 썩지 않게 한다
(防腐效果)

숯이 방부작용을 한다는 것은 이미 중국, 한국, 일본 등 백탄문화를 갖고 있는 3국에서는 옛날부터 익히 알고 있었다.

중국의 마왕퇴고분 1호묘의 2100년 동안 미라로 보존된 서한(西漢) 대후부인의 유체 보존, 한국의 장례원판결사 김흠조 선생 시신과 유물의 약 490년간 보존, 그리고 일본의 아오모리(青森)현 히로사끼항(弘前藩) 항주(藩主)의 양자 쯔가루쭈구도미(津輕承祐)의 140년간의 유체보존 등을 통한 매장문화에서 숯의 방부효과로 인한 유체보존에 활용된 경험법칙적 숯 활용을 엿볼 수 있다.

이토록 오랜 세월동안에 걸쳐서 방부제도 없던 시대에 숯의 힘을 응용한 지혜는 현대과학으로 해명하기 힘든 뛰어난 아이디어라 할 수 있다.

물질이 썩는다고 하는 것은 부패균 등의 미생물이 번식해서 단백질 등의 유기물이 분해되어지기 때문이기에 부패균이 번식할 수 없는 환경에서는 아무리 영양이 가득한 유기물이라도 부패되지 않는 것이다.

위의 3국에서 보듯이 매장된 유체는 전부 유기물이 가득 찬 상태였으나 전혀 부패될 수 없는 조건의 환경을 숯의 힘으로 오랜 기간동안 보존된 것이다.

여기에서 숯의 기본적인 효능으로 밝혀진 습도조절효과와 탄소덩어리인 숯에서는 많은 전자의 교환이 일어나고 음이온 충을 이루며 환원작용을 해서 물질의 산화를 막는 역할을 담당한 것이다.

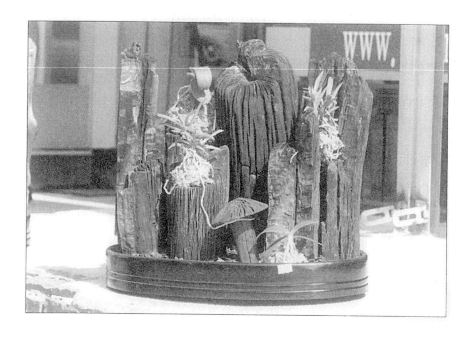

02

숯은 냄새를 흡착하여 제거한다
(脫臭效果)

옛날부터 변소 옆이나 곳간이나, 창고에도 숯포대를 놓아둔 것은 숯을 사용한 탈취효과를 얻기 위한 것이었다.

현대에 와서 주택이나 아파트의 건축구조가 냉난방의 에너지 효과를 높이기 위하여 고도의 기밀성과 밀폐성이 높아지므로 실내의 공기순환이 잘 안되어 유해한 공기와 냄새가 쌓이게 되었다.

이런 구조는 옛날의 흙과 나무로만 된 가옥과는 달리 자연적인 환기가 되지 않기 때문에 인위적으로 환기를 하지 않는 한 음식물의 조리냄새, 신발장, 의류, 화장실, 쓰레기, 습한 곳의 곰팡이 냄새 그리고 애완동물의 사육에 따른 냄새가 주거공간에 가득 찰 수밖에 없는 것이 현실이다.

특히 신축주택이나 아파트는 거의가 시멘트콘크리트구조로 내장재는 화학물질이 원료로 사용되어졌기 때문에 포름알데히드 등 유해한 성분의 분자가 부유하여 두통, 현기증 등을 일으키는 경우도 흔히 있게 된다.

숯을 놓아둔 집에는 외출 후 귀가하여 현관문을 열면 공기부터 다르다는 것을 직감하게 된다.

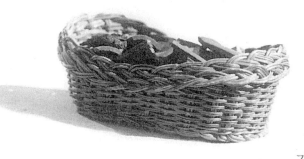

이런 자연소재 탈취법은 향수를 놓는다든가 하는 탈취법과 달리 습기제거, 공기정화, 음이온발생 등 숯의 힘의 몇 가지 효과를 동시에 얻을 수 있는 지혜가 되기 때문이다.

숯의 탈취효과로 우리가 아주 잘 알고 있는 냉장고의 악취제거나 밥이 탄 솥에 숯을 넣어 냄새를 제거하는 방법 그리고 옷장, 신발장, 화장실, 냉장고 야채박스의 에틸렌가스제거, 수돗물의 염소나 크롤칼기 등의 소독냄새제거에 널리 활용되고 있으며 요즘은 소, 돼지, 닭 등 축사의 분뇨냄새제거와 축사환경개선을 위해 숯의 힘을 폭넓게 이용하고 있다.

이상과 같은 숯의 탈취효과를 발휘할 수 있는 힘의 비결은 무엇인가?

숯의 구조를 보면 탄화될 때 나무의 세포로부터 수액이 빠져나간 다공체가 무수하게 종행무진으로 파이프집합체처럼 형성된 마크로공(孔), 미크로공(孔)이 있어 이것이야말로 숯의 냄새 흡착파워의 비결인 것이다.

이런 다공체는 외부와 내부가 전부 열려 있고 현미경으로 보면 100억분의 1mm로부터 100만분의 1mm까지 다양한 다공체로 되어 있는데 이 무수한 다공체의 표면적을 평면으로 펴놓으면 어른 손톱 크기의 숯 1g 당 대략 90평의 면적을 갖고 있다. 이 다공체가 공기 중에 부유하는 냄새의 근원이 되는 암모니아, 탄산가스, 질소, 일산화탄소, 메탄, 수소, 산소 등의 화합물 분자를 흡착시켜 우리가 싫어하는 유해한 냄새를 제거하는 것이다.

이와같이 숯은 흡취성(吸臭性)이 있기 때문에 사용전의 보관에 특히 주의해야 하며 탈취용으로 사용한 숯은 오염이 흡착되어 있으므로 다시 씻고 삶아서 건조하지 않는 한 그대로 정수용, 취사용, 목욕용으로 사용할 수 없으므로, 화분, 화단, 원예 등 토양개량용으로 쓰면 효과적이다.

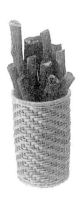

03
숯은 습기를 품기도 방출하기도 한다
(濕度調節機能)

숯의 효능을 활용하는 방법으로서 습도조절작용을 이용하는 것도 그 중 하나이다.

고온에서 구워진 숯은 수분을 거의 함유하고 있지 않으며 미크론 단위의 구멍이 고밀도로 분포되어 있으므로 무수히 많은 다공체의 흡착 면적이 훌륭한 제습 및 습도조절효과를 발휘하기 때문이다.

마치 건조한 스펀지가 물을 잘 흡착하듯이 숯은 주위의 습도가 높을 때에는 공기 중의 습기를 흡착하고 또한 건조해지면 습기를 방출하여 습도조절역할을 자연스럽게 해 준다.

건물이나 경전의 보존을 위하여 습기가 크게 문제가 되는 사찰 등에서는 건물의 토대에 숯을 묻거나 마루 밑에 숯을 넣는 방법이 이용되어졌다.

해인사팔만대장경의 경판보존을 위해 숯을 묻었고, 또한 불국사, 석

굴암, 금산사 등에도 묻었다고 한다.

특히 습도가 높은 이웃 일본에서는 목조가옥이나 사찰 등에 흰개미, 곰팡이 등이 발생하여 건물의 빠른 손상을 숯을 이용하여 막는 것을 볼 수 있다. 또한 경전이나 사서를 보존하기 위해 숯을 묻었던 사례는 1300년 동안 풍설에 견디어 온 일본최고의 목조건물 법륭사(法隆寺), 일본신사의 대표격인 이세징구(伊勢神宮), 그리고 천왕릉(天王陵) 등 많은 사찰이나 신사(神社)가 있다. 그리고 일반가옥이나 식품공장, 제약공장, 상점 등에 지금도 적지 않게 매탄이나 마루 밑에 숯을 넣는 것이 행해지고 있다.

이것은 습기가 가옥이나 건물의 보존에 큰 적이 되며 습기를 방치하면 기둥이 썩게 되고 결국 마루가 처지게 되는 등 가옥의 장기보존이 어렵기 때문이다.

더욱이 옛날가옥의 구조는 창문의 틈이나 창호지를 통하여 통기성이 좋아서 자연환기가 잘 되었으므로 습도의 조절은 큰 문제가 되지 않았으나, 현대의 주택이나 아파트구조는 냉난방효과를 높이기 위하여 고기밀성 밀폐구조로 되어 있어 취사, 싱크대, 욕실, 화장실 등에서 발산되는 습기가 빠져나갈 곳이 없기 때문에 습기가 모두 실내에 남아 있게 된다. 특히 동절기에는 난방 때문에 외부와의 온도차이가 심해서 실내에 결로(結露 : 외부온도와 내부온도의 차이로 벽에 생긴 물방울, 이슬맺힘)현상이 생겨 실내가 축축해 지고 이런 습기가 의복이나 장롱 속의 침구나 벽면에 스며들어 곰팡이나 벌레발생의 원인이 되고 또한 냄새의 원인이기도 한 것이다.

이런 습기가 주택에 거주하는 사람들의 건강을 해치고 쾌적한 주거의 조건을 잃게 한다.

　습기제거를 위한 숯의 활용이 크게 관심을 갖게 되는 곳은 지하의 식당, 주점, 노래방, 사무실, 창고, 주거용도의 지하방 등이며, 이런 곳은 들어가기만 하면 공기순환이 나쁘고 습기가 잘 빠지지 않기 때문에 냄새가 심하게 나는 것을 많이 경험했을 것이다. 게다가 심하게 냄새가 나고 습기가 많은 지하업소에는 냄새제거용 액제를 계속적으로 뿌리고 있는데 이 또한 값싼 인공향이라 오염을 추가하고 있는 것이다.

　이런 지하시설에 숯을 놓아둠으로서 습기제거의 효과는 물론 냄새제거효과와 공기청정효과까지 있어 일석삼조의 효과를 얻을 수 있는 지혜가 되는 것이다.

　그리고 우리나라의 문화유산인 목조로된 많은 사찰건물들의 자연훼손을 막고 벽화, 단청, 불구, 불경 등의 보존과 건물내구연수를 늘리고 하절기나 장마 우기 때의 습기를 막기 위해 또한 사찰법당 마루 밑의 빈 공간에 숯을 채움으로서 건물보존은 물론 기도도량의 "기(氣)"도 높이며 정화(淨化)를 위해 숯을 넣는 지혜를 권하고 싶다.

04

숯은 오염된 공기와 물을
여과해 정화한다
(濾過와 淨化效果)

　오염된 공기와 물을 고성능 필터와 같이 숯 층에 통과함으로서 놀랄
만한 정화효과를 볼 수 있다. 마치 잉크를 숯 층으로 통과시키면 맑은
물이 되는 것과 같은 기능과도 같다 하겠다.

　이와 같은 강력한 정화의 힘은 숯내부의 다공체가 가진 흡착성질의
덕분이다.

　전자현미경이 아니면 볼 수 없는 미세한 미크론의 구멍이 숯내부에
꽉 채워져 있기 때문에 이 숯을 통과하는 공기와 물은 정화되어지는 것
이다.

　숯이 가진 이런 정화의 기능은 조직 내부구조에 기인한 물리적 기능
과 숯의 표면에 착생하는 미생물에 기인하며 숯은 기체와 액체를 정화
하는 종합기능이 있으므로 천연정화기라고도 할 수 있다.

　다시 말하면 나무가 숯이 되어도 나무의 조직과 구조가 그대로 다공

체로 남아있으므로 나무 때보다 3분의 1정도 축소되는 것이다.

그 구멍의 직경이 수 미크론으로부터 수백 미크론에 이르기까지 각종의 구멍집합체가 외부와 통해 있는 것이다.

이 여러 가지 크기의 구멍이 있기 때문에 그 크기에 맞는 미생물이 착생하기 쉬운 것이 특징이다.

숯의 표면에 기체, 액체의 분자가 붙기 때문에 숯에는 큰 흡착력이 있는 것이다.

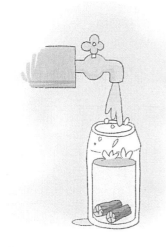

○ 수돗물도 하룻밤을 넣어두면 정수된다.

숯의 물리적인 흡착으로는 분자가 분자간의 끌어당기는 힘에 의해서 그대로 표면에 흡착되어지는 현상이고, 가열 등 외부로부터 에너지를 가하면 분자는 이탈한다.

숯에 의한 흡착은 거의가 미크론공에 의한 물리적 흡착이다.

숯의 화학적 흡착은 외부로부터 에너지를 가해도 용이하게 분자가 이탈하지 않고 흡착분자는 분해해버린다.

활성탄은 이 흡착력을 더욱 강하게 하기 위해서 흡착면적을 증가시킨 숯 소재이다. 대부분의 정수기는 활성탄이 내재되어 있다.

하천의 숯에 의한 수질의 정화는 흡착에 의한 것보다는 숯에 붙은 생물이나 미생물에 의한 정화역할이 큰 것이다.

일반적으로 숯은 BOD(생물학적 산소요구량)가 $1m^3$당 $50mg$이상인 물을 정화하는 것은 어렵게 되어 있기 때문에 극단적으로 오염된 도시의 하천에서는 잠깐사이에 숯의 흡착이 포화상태가 되기 때문이다.

하천정화에서 문제가 되는 것은 하천 속의 불순물이 너무 심한 상태이거나, 상류의 토사가 많이 유입되는 곳에서 숯의 다공체의 표면이 막히거나 구멍이 폐쇄되므로 미생물에 의한 정화기능의 역할이 크게 되며 숯을 자주 교체할 필요가 있게 된다.

수돗물을 정수할 경우는 취수원인 하천의 수질이 점차 오염되어 그 정화처리를 위하여 염소를 넣어 소독하게 되고 따라서 물맛이 더욱 좋지 않게 된다.

이런 수돗물을 용기에 담아 숯을 넣게 되면 냄새도 없어지고 깨끗이 정수되는 것이다.

또 숯에서 미네랄이 용출되어 맛있는 물을 마실 수 있게 되며, 수돗물 정수장에서는 원수의 오염 때문에 활성탄을 넣어 정수하는 정수장이 점차 늘어나고 있다.

유독한 공기의 정화에도 숯은 그 위력을 발휘하고 있는데 독가스를 무독화 하는 방독마스크에도 활성탄이 쓰여지고 농약살포의 위해를 줄이기 위해 숯마스크도 개발되고 휘발성화학물질이 함유된 접착제 등 유해한 실내건축자재에서 방출되는 유해성 부유기체를 흡착제거 하는데도 쓰여지며 숯을 실내에 비치함으로서 피해를 줄이는 역할을 하게 된다.

🌑 지하수 및 오염수의 간이여과법

지하수라도 색이나 탁함(오염)이 있을 경우가 있다. 경우에 따라서는 강이나 늪, 논의 물 등 오염되고 탁한 물을 그대로 사용해야만 할 때 숯

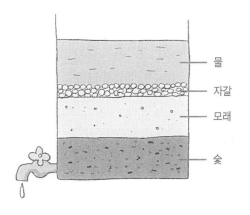

물
자갈
모래
숯

의 흡착성을 이용하여 투명한 물을 얻을 수가 있다.

　작은 돌이나 모래는 수중의 쓰레기나 비교적 커다란 입자를 여과하고 숯은 더 미세한 입자를 흡착시켜 제거한다.

　단, 용해되어 있는 물질은 제거할 수 없고 병원균도 제거할 수는 없으므로 주의해야 하며 철분이 많은 갈색을 띤 지하수 등의 여과에는 최적(最適)이라 하겠다.

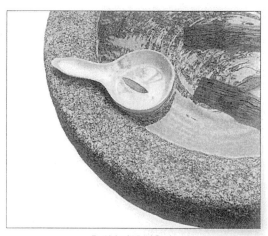

● 약수터에 띄운 숯

05

숲은 "공기 비타민"인 음이온을 증가시킨다 (음이온 發生效果)

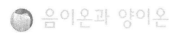 ## 음이온과 양이온

좋은 공기와 나쁜 공기를 마시는 것이 크게 문제되는 세상이 되었다. 앞으로는 공기도 수입해서 마시는 날이 오지 않을까 염려된다는 소리가 심심치 않게 나오고 있을 정도이다.

사람이 나쁜 공기를 마신다거나 좋은 공기를 마신다는 것은 곧바로 건강과 직결되기 때문에 아주 중요한 것이며 이는 공기 중에 이온(Ion : 전기성질을 띈 미립자)이라는 존재가 있어 나쁜공기와 좋은공기를 구분하는 기준이 되기 때문이다.

이온에는 양이온과 음이온 두 종류가 있으며 이런 전기의 극소미립자는100만 분의 1mm 정도라는 아주 미세한 크기로 지구상의 대기속의 모든 곳에 무한히 부유하고 있다.

이 이온은 지형, 기상조건 등에 따라서 양이온이 많기도 하고, 음이온이 많기도 하며 늘 변하고 있다.

이러한 이온이 인체에 미치는 영향을 최초로 학술적으로 발표한 것이 노벨물리학상을 받은 독일의 「레너드」 박사였다.

그는 '지구상의 자연환경 속에서 인간이 흡수하여 건강에 좋은 음이온이 제일 많이 존재하는 장소는 폭포 주위에 있다' 라고 하였다.

음이온은 입자가 작은 물방울에 부착하기 쉬운 성질을 갖고 있어 폭포주위에 많이 존재한다. 그래서 폭포주위의 공기는 신선하고 맑으며 또한 수목들이 언제나 싱싱하게 자라고 있는 것이다.

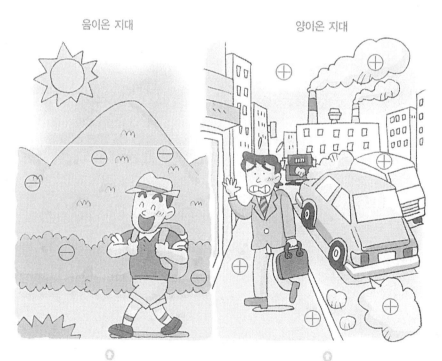

음이온 지대 / 양이온 지대

자연속의 음이온이 가득찬 곳에는
상쾌하고 건강이 증진된다.

도시의 차량배기가스가 가득찬 곳에
양이온이 충만해서 건강을 해치고 만성병 등
각종 질병이 악화된다.

또 우리는 바람이 살랑거리는 날 삼림 속을 거닐면 기분이 상쾌하고 생기가 나는 것을 느낀다. 이것은 나무들이 서로 흔들리고 비비면서 음이온을 많이 발생하기 때문이다.

이처럼 음이온이 많은 공기는 몸에 좋은 공기이다.

그러나 반대로 도시 한가운데와 같이 차량의 배기가스가 많은 곳, 공장의 매연이 가득한 공장지대, 쓰레기 소각장에서 나오는 다이옥신 등 공기가 오염된 곳에는 사람의 건강을 해치는 나쁜 양이온이 많다. 그리고 가정이나 사무실 등 전자파가 많이 방출되는 곳에도 양이온이 많이 존재한다.

이런 곳에서 오래 생활하면 만성 질병이 발생하고 몸에 갖고 있는 면역력과 자연치유력이 점점 떨어지게 된다.

더구나 날이 갈수록 도시의 공기오염도가 증가하고 있고, 주택도 시멘트 콘크리트로 둘러싸여 있으며 주거 공간 역시 바닥이나 벽, 천장이나 가구도 거의가 화학제품으로 처리되어 있으니 오염된 공기속에서 살아가고 있는 실정이다.

신축주택에서 뿜어내는 페인트, 락카, 신나, 니스, 접착제 등의 유해한 화학물질방사가 완전히 제거될 때까지는 8년이나 걸린다니 놀라운 일이다.

요즘의 신문발표에 의하면 30평 정도의 아파트에는 유해화학물질이 30kg 정도 쓰여진다는 것이다. 바로 독가스 공간이 아닐 수 없다.

이런 유해한 화학물질이 방출되는 주거공간은 양이온이 월등히 많으며 또한 가전제품이 방출하는 전자파가 양이온이니 더욱 혼탁한 주거공간이 될 수 밖에 없다. 우리가 매일 근무하고 있는 사무실도 양이온

상대습도 40 ~ 60%인 맑은 날의 이온카운터 측정수치			(단위 : 개수/cc당)
장소	양이온	음이온	비율
폭포로부터 10m	1,700	2,800	1 대1.6
교통복잡한 도로	2,700	1,800	1.5 대 1
공업지대	2,000	500	4대 1
맨션의 방	2,200	1,500	1.5 대 1
목조가옥	1,400	2,100	1 대 1.5

의 안심지대는 아니다.

컴퓨터, 팩스, 복사기, 온종일 켜 두는 형광등, 온풍기, 에어컨 등 모두가 양이온 발생원이다. 더욱이 냉난방을 위하여 늘 문을 닫고 근무하기 때문에 환기에서 오는 덕도 보지 못한다.

이렇게 보면 도시생활은 음이온과는 담을 쌓고 살아가는 것이라고 말할 수 있지 않을까?

4 이런 장소에는 양이온이 대량 발생한다

- 차량의 통행이 많은 곳
- 담배연기가 많이 갇혀있는 실내
- 사람들이 많이 모여 있는 도시 공간
- 전기제품이 주위에 많이 둘러싸인 곳
- 철근콘크리트로 된 주거나 사무실
- 화학물질 내장재로 된 주거나 사무실
- 먼지, 진드기가 많은 곳
- 공장밀집지대나 쓰레기소각장주변

이런 장소에 음이온이 많이 존재한다

- 폭포나 계류가 흐르는 주변
- 녹음이 우거지고 분수가 있는 공원
- 샤워물이 분사되는 욕실
- 온천지대
- 삼림이 우거지고 호수가 있는 곳
- 정원에 물을 뿌릴 때

양이온이 인체에 미치는 악영향

양이온이 인체에 어떠한 영향을 미치는가에 대해서 연구한 독일의 의학자 「셀츠」(전기생리학의 세계적인 권위자)박사는 공기 중에 양이온과 음이온의 밸런스가 깨져서 정상의 범위를 넘으면 신경통, 두통, 심장병, 천식 등의 만성병이 급증한다고 했다.

그리고 대기 중의 이온을 측정해보니 그 양과 교통사고의 건수는 대개 정비례한다는 것도 밝혔다. 즉 양이온이 많은 날은 교통사고가 많다고 지적한 세계 최초의 학자이다.

이와 같은 현상은 '이온' 이 필시 인간의 심리적인면이나 정신력, 특히 판단력이나 주의력에 큰 영향을 주고 있다는 증거라 할 수 있겠다.

오염된 양이온의 공기를 계속 흡입하게 되면 쉽게 피곤해진다. 우리들의 몸이 산성화가 되고 노화하기 때문이다. 즉 혈액이 산화되고 동시에 세포막이 산화하는 것이다. 인체는 대략 60조개나 되는 작은 세포로 구성되어 있다. 세포는 세포막을 통해서 외부로부터 끊임없이 포도당이나 비타민, 미네랄 등의 영양소와 산소를 흡수해서 생체를 지탱하고 있다.

그러나 세포막이 파괴되면 세포는 영양을 흡수하는 기능을 잃게 되는 것이다.

반대로 음이온이 많으면 자율신경이 안정되어 혈압과 맥박이 정상화되므로 스트레스의 해소와 정신적 안정이 이루어져 집중력이 증가하고 몸의 면역력, 자연치유력을 높여 주게 된다.

그래서 음이온을 「생체이온」 또는 「공기비타민」이라고 부르는 것이다.

| 음이온과 양이온이 인체에 미치는 영향 |

항목	음이온의 작용효과	양이온의 작용효과
혈관	확장된다	수축된다
혈압	정상이다	높아진다
혈액	알칼리성 경향이 된다	산성경향이 된다
뼈	튼튼해진다	약해진다
소변	이뇨작용이 촉진된다	이뇨작용이 억제된다
호흡	편해진다	힘든다
맥박	느려진다	빨라진다
심장	활력이 넘쳐진다	활력이 없다
피로	회복이 빨라진다	누적된다
발육	촉진되고 좋아진다	발육이 부진하다
상처	잘 낫는다	잘 곪는다
신경	안정된다	날카롭다
수면	빨리 잠든다	불면증이 온다
마음	편안하다	흥분한다

따라서 우리들은 이처럼 양이온이 월등히 많은 주거공간이나 사무실 등에 숯을 이용하여 신선한 음이온을 많이 넣어주는 것이 무엇보다도 급선무라고 할 수 있을 것이다.

● 음이온과 숯의 활용

오염으로 더럽혀진 도시생활 공간을 숲 속이나 폭포같이 음이온이 풍부한 공간으로 만드는 데에는 숯만큼 중요한 존재는 아마도 없을 것이다.

우리는 숯을 통하여 탄소가 축적하여 발생하는 음이온을 무한정으로 제공받을 수 있으며 또한 탄소가 음이온을 모두 방전하는데 4500만년이나 걸린다니 이러한 숯의 생명력에 감히 놀라지 아니할 수 없다.

여러분도 숯을 실내에 놓아두어 보라. 숯을 실내에 놓아둔 곳에 들어가면 공기가 상쾌하고 신선하여 자연히 몸에 안락감이 드는 것을 느낄 것이다.

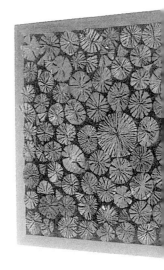

이것은 숯이 양이온을 중화시키고 음이온을 증가시켜 시원한 공기를 만들어 주기 때문이다.

그리고 숯은 습기의 조절과 냄새 제거 등의 효능을 볼 수 있으므로 실내공기는 자연적으로 정화될 수 밖에 없다.

KICM 한국건자재시험연구원
(원적외선응용평가센터)

주　　소: 서울특별시 금천구 가산동 233-5
전화번호: (02)830-8168 (직) 830-8106~9 (교) FAX : (02)830-8110

시 험 성 적 서

발급번호 : F I A - 0 4 6
의 뢰 자 : 강 재 윤 [동북통상진흥(한국목탄연구소)]
주　　소 : 서울특별시 동대문구 신설동 101-7
접수일자 : 1998년 11월 09일
시 료 명 : 숯 (참나무 숯)
시험결과 :

시 료 명 ＼ 항 목	음이온(ION/cc)
숯 (참나무 숯)	1 7 9

비고 1) 시험방법 : KICM-FIR-1042
　　 2) 전하입자 측정 장치를 이용하여, 실내온도 21℃, 습도 56%, 대기중 음이온 수 80/cc 조건에서 시험하였으며 측정대상들에서 방출되는 음이온을 측정하여 단위체적당 ION수로 표시한 결과임. 끝.

1998년 11월 11일

※ 1) 위 내용은 의뢰자가 제공한 시료의 시험결과이며, 시료명과 시험조건은 의뢰자가 제시한 것임.
　 2) 이 성적서는 상업적 광고나 선전 및 소송용으로 사용할 수 없음.

담당자 : 하금석(02) : 830-8168

한국건자재시험연구원

숯은 숲 속 같은 주거를 만든다

자연의 산림 속은 음이온 우세의 정화된 장소이다. 이 속에 사는 것이 이상적인 생태공간이며 자연이 숨쉬고 있는 자정의 공간이다.

우리는 일상으로 생활하는 이 오염된 도시공간에 살면서 어떻게 하면 좀 더 자연환경에 가까운 정화된 공간을 만들고 살 것인가 노력해야 한다.

우리 힘으로는, 자연의 숲을 인위적으로 옮겨올 수는 없는 것이다.

그러나 자연 속의 수목이 원천이 되어 만들어진 숯을 주거에 놓으면 공기비타민 또는 생체이온이라는 음이온을 증가시켜 주고 유해한 냄새도 제거하고 실내에 갇힌 습도의 조절도 시키며 오염되고 유해한 공기와 물을 정화해주는 기능을 갖고 있는 숯이 자연의 정화기능을 대신해 주는 역할을 한다. 자연에서 온 유일한 천연정화재이기 때문이다. 이와같이 숯은 정화와 해독의 상징이기도하다.

자연의 일부인 인간이 자연친화적 주거를 버리고 인공적 화학적 소재의 주거를 만듦으로서 생명이 숨쉬는 공간을 잃게 된 것이다.

자연의 법칙을 거역한 것이 원죄가 되어 받는 재앙은 자연만이 치유할 수 있는 것이며, 자연재로 되돌림으로서 그 기능을 회복시킬 수 있는 것이다.

20세기초인 100년전만해도 대기 중의 이온비율이 지구본래의 이상적인 이온밸런스인 양이온 1에 대해서 음이온 1.2였던 것이 20세기말이 되자 100년 사이에 양이온 1.2에 음이온 1로 환경이 역전되어 이온의 밸런스가 붕괴된 것이다.

그 원인은 공장이나, 자동차배기가스, 화학물질 등의 사용증가로 배출되는 유해가스가 지구의 상공에 쌓여 지구전체의 기온이 상승했기 때문이다.

이런 온실효과가스를 방치하면 2100년까지는 지구의 기온이 평균 3.5도나 상승해 빙하나 동토가 녹아 대홍수는 물론 생태계의 엄청난 변화가 예상된다고 한다.

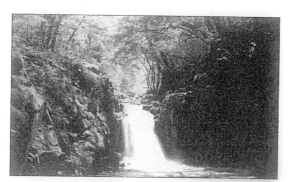
○ 음이온이 다량 발생하는 폭포

실로 인간이 파괴한 자연의 재앙이 얼마나 무서운가를 일깨워주는 바 크다.

이렇게 점차적으로 증가하는 양이온 우위의 이온밸런스가 인체에 미치는 영향을 다시 상기하면서 숲을 통하여 음이온 비율을 높이는 노력이 건강을 지키는 길이며 좋은 공기에 사는 것이 질병예방 의학의 원점임을 알아야 할 것이다.

06

숯은 원적외선을 방사한다
(遠赤外線放射效果)

　숯이 되기 전의 나무도 따뜻한 소재이지만 탄화된 숯은 한층 더 인간의 몸을 따뜻하게 작용한다. 이것은 숯이 방사하는 원적외선의 효과 때문이다. 불이 붙어있지도 않은 숯을 쥐고 있으면 어쩐지 손바닥에 따뜻한 느낌을 느끼게 한다.

　원적외선은 눈에 보이지 않은 열작용을 하는 전자파의 일종으로서 다른 전자파와는 달리 인체에 잘 흡수되어 분자단위에서 진동을 주어 열에너지를 발생시켜 말초모세혈관의 확장 및 혈액순환을 촉진시키는 효과를 내기 때문에 생체조직의 세포에서 보내지는 노폐물(통증의 원인물질) 등 독소를 배설하고 영양소와 산소를 운반하게 한다.

　이와같이 원적외선은 혈행촉진, 피로회복, 신경통, 근육의 결림을 풀고 위장의 작용을 활발하게 한다.

　이런 원적외선효과를 살려 숯을 응용한 각종 건강식품과 의료장비가

KICM 한국건자재시험연구원
(원적외선응용평가센터)

주   소 : 서울특별시 금천구 가산동 233-5
전화번호 : (02)830-8168 (직) 830-8106~9 (교) FAX : (02)830-8110

시 험 성 적 서

발급번호 : F I A - 0 4 6
의 뢰 자 : 강 재 윤 [동북통상진흥(한국목탄연구소)]
주   소 : 서울특별시 동대문구 신설동 101-7
접수일자 : 1998년 11월 09일
시 료 명 : 숯 (참나무 숯)
시험결과 :

시 료 명 \ 항 목	음이온(ION/cc)
숯 (참나무 숯)	1 7 9

비고 1) 시험방법 : KICM-FIR-1042
    2) 전하입자 측정 장치를 이용하여, 실내온도 21℃, 습도 56%, 대기중 음이온 수 80/cc 조건에서 시험하였으며 측정대상들에서 방출되는 음이온을 측정하여 단위체적당 ION수로 표시한 결과임. 끝.

1998년 11월 11일

※ 1) 위 내용은 의뢰자가 제공한 시료의 시험결과이며, 시료명과 시험조건은 의뢰자가 제시한 것임.
   2) 이 성적서는 상업적 광고나 선전 및 소송용으로 사용할 수 없음.

담당자 : 하금석(02) : 830-8168

한국건자재시험연구원

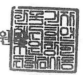

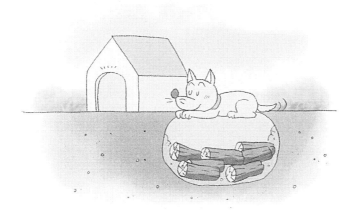

숯을 땅에 묻은 곳

개발되어 의료현장에서 효과를 발휘하고 있으며, 숯불구이에 있어서 독특한 맛을 내는 연료로 오랜 세월 자리 잡고 있는데 이것의 비결도 원적외선의 효과인 것이다.

집에서 기르고 있는 고양이가 늘 숯 매트 위로 옮겨와 자고 있는가 하면 정원에 숯을 매설한 집에서는 개가 언제나 그 위에서 잠을 잔다.

이것을 보면 숯이 가진 원적외선 파워가 무의식중에 민감하게 감지되는 것을 알 수 있다.

원적외선은 전자파의 일종으로서 물질을 따뜻하게 하는 힘을 강하게 방사하기 때문이다.

🌰 원적외선

18세기 독일의 천문학자 「허셀」에 의해 발견된 원적외선은 1876년부터 의학계에서 질병치료에 활용되기 시작하여 국내에서도 온열치료기기가 개발되어 임상에 사용되고 있다.

원적외선은 생명, 생육광선이라 불리며 3.6 ~ 16미크론의 긴 파장의 열에너지를 발산한다. 이 열에너지는 피부 속 40㎜까지 침투하여 몸의 온열작용을 통해 인체의 모세혈관을 확장시켜 혈액순환을 원활하게 하고 인체의 물질들을 순환하는 일을 돕는 유익한 광선이다.

이 광선은 지구상의 모든 물질에서 방사되나 특히 숯, 황토, 돌, 세라믹 등에서 방사율이 높다.

숯이 방사하는 원적외선은 방사율 기준을 1로 놓고 볼 때 93%나 된다. 고기를 숯불에 구우면 속까지 골고루 익고 맛있는 것도 이 원적외선효과이다.

또 이 광선은 물의 분자구조인 클러스터(cluster)를 작게 바꿔 주는 역할을 하며 또한 숯을 물에 넣으면 용존 산소량이 높아져 좀처럼 변질되지 않는다.

적외선은 태양광선의 일부로서 가시광선보다 파장이 크며 가시광선에 가까운 것을 근적외선, 먼 것을 원적외선이라고 한다. 즉 적외선 중 가장 먼 거리까지 파장이 미치는 것이 원적외선이다.

● '숯 매트'의 온열효과조사

일본의 삿뽀로자계회(札幌慈啓會)에서는 원적외선이 인체에 미치는 온열효과를 조사한 바 있다. 시내 5개 병원의 입원환자 중 집에 누워서 생활을 하고 있는 장기요양자 255명을 대상으로 활성탄과 숯을 「특수

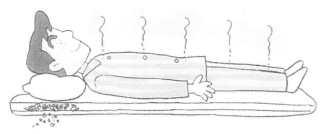

숲의 원적외선 효과가 인체를 따뜻하게 한다.

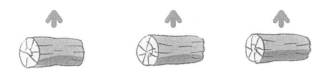

한 시트」에 넣은 매트를 사용하게 한 후 데이터를 받았던 것이다.

이 매트에서 환자를 잠들게 하고 손발 냉증의 변화, 신체의 온도변화, 늘 누워있는데 따른 상태변화, 냄새, 피로감 등에 대해서 조사했다.

이용자로부터 회수한 설문지 응답을 보니 냉증이 대폭 개선되고 있다는 것을 알 수 있었다. 실제 서머그래피(몸 표면의 온도를 측정하고 화상화〈畵像化〉하는 장치)상의 수치 데이터에도 시판중인 일반매트보다 약 1도 정도 보온상태가 높다는 것이 입증되었다.

그 이유에 대해서 「고령자 문제」 전문지에 게재된 보고서를 정리해 보면 다음과 같다.

"인체의 적외선 흡수파장대(吸收波長帶)는 4 ~ 50미크론인데 이제까지의 파장대는 4미크론 이하로서 흡수할 수 있는 범위를 벗어나고 있다. 그런데 활성탄으로부터 발생한 적외선은 4 ~ 14미크론 사이로 충분히 인체에 흡수하게 된다."

또 불면증에 시달리던 사람들도 현저하게 완화되었다는 사실도 알려졌다. 그 이유는 신체가 따뜻해지면 부교감신경(副交感神經 : 호흡, 순환, 소화 등을 지배하는 자율신경의 하나)이 자극되어 신체가 편안하게 되고 말초세포의 혈액순환이 촉진되기 때문이다.

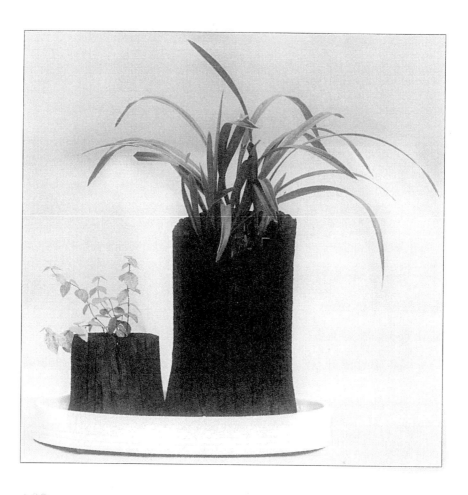

07

숯은 나무의 성장 미네랄을 그대로 가지고 있다 (天然미네랄의 寶庫)

수목은 성장에 필요한 미네랄을 대지로부터 흡수해서 오랜 세월에 걸쳐 간직하고 있으며 인간도 식물로부터 천연의 미네랄을 공급받는 것이다.

성장하는데 필수 불가결한 빠질 수 없는 영양소인 미네랄이 부족하면 식물도 인간도 생존에 큰 장애를 받는 것이다. 즉 병들게 되는 것이다.

오늘날과 같이 먹고 마시는데 부족함이 없는 생활 속에서 미네랄부족에 걱정할 것이 있겠는가 생각할지 모르지만 쏟아지는 인스턴트식품과 화학비료와 농약으로 자란 야채나 과일 속에 얼마나 밸런스 좋은 미네랄이 함유되어 있겠는가 생각하면 더욱 미네랄결핍을 걱정하지 않을 수 없다.

너나없이 비타민 결핍의 걱정은 하면서도 인체에 꼭 필요한 미량원소인 미네랄은 잊고 사는 것 같다.

나무는 숯을 굽는 과정에서 원목의 미네랄성분이 소실되지 않고 그대로 숯에 남게 되며 따라서 원목에 비해 약 3배 이상 농축된 것이다.

또 나무상태에서는 물 등에 잘 용해하지 않지만 고온에 구운 숯이 됨으로서 미네랄이 물에 잘 용출되는 것이다. 즉 물과의 친수성(親水性)이 좋아지게 된다는 것이다. 또 함유되어 있는 미네랄의 함유량도 인체에 많이 필요로 하는 것은 많게, 적게 필요로 하는 것은 적게 아주 밸런스를 맞추어 함유돼 있다.

물론 미네랄의 양은 나무의 종류, 나무의 부위, 나무가 자랐던 토양 등에 따라서 다소의 차이는 있는 것이다.

그러나 유해한 것은 전혀 혼재해 있지 않다.

또 미네랄은 단백질, 당류, 지방 등과 같이 소화되고 분해되어 소모되는 성분이 아니고 우리들이 살고 있는 지구 전체 속에서 순환하고 있는 광물성 영양성분이라 말할 수 있다.

숯에 함유되어 있는 주요한 미네랄성분은 칼슘, 칼륨, 마그네슘, 망간, 규산, 철, 치탄, 석회, 아루미나, 인산, 탄소 등이 있다.

08

숯은 유해전자파의 피해감소와 방사선인 '라돈'을 흡착한다

쏟아지는 전자파의 홍수 속에 사는 현대인

아침에 일어나서 잘 때까지 전기를 사용하지 않는 생활이란 상상조차 할 수 없다(가정에서는 TV, 비디오, 전자렌지, 휴대전화, 전기매트, 형광등, 냉장고 등).

사무실 안에 있는 컴퓨터, 팩스, 복사기, 조명기구 등의 전기제품은 일상생활에서 빠질 수 없는 필수품이 되었다.

이처럼 우리들은 전자제품에 둘러싸여 매일같이 생활하고 있지만 그 누구도 그 전자제품에서 발생하고 있는 무서운 전자파(電磁波)에 대해서는 무방비 상태인지라 안전하지 못하다 하겠다.

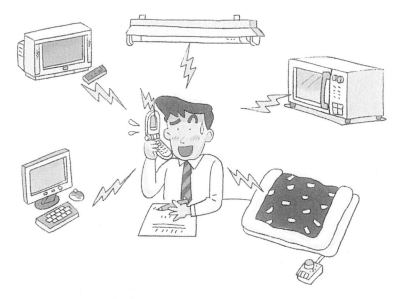

◎ 현대인은 전자파 홍수 속에 살고 있다.

"전자파"란

전자파란 전기를 사용할 때 발생하는 전기와 자기(磁氣)의 흐름을 말하며 그 파장의 길이에 의해서 크게 3개 그룹으로 분류되어진다.

즉, 파장이 짧은 방사선(X–線, 감마線), 자외선이나 적외선과 파장이 긴 마이크로파나 초저주파 등의 전파이다.

이 중에서 지금 문제가 되고 있는 것은 사무자동화기기, 가전제품, 휴대전화 등에서 발생되는 마이크로파와 초저주파의 전자파이다.

"전자파의 장해"란

전자파의 장해는 예를 들면 전자파를 통신에 이용할 때 유선의 경우와는 달리 무선을 이용한 전자파는 목적이외의 장소에도 전달되어 통신만이 아니고 전자파를 이용하고 있는 다른 전자 기기의 기능에도 장애를 줄 수 있기 때문이다.

즉 전자파의 장해란 사무자동기기나 휴대전화 등의 기기로부터 발생하는 소위 불필요한 전자 파가 통신의 장해, 전자기기의 오작동, 인체에의 장해를 일으키는 것을 말한다.

전자파의 장해를 없게 하려면 그 발생원을 억제하든가 금속과 같은 도전체(導電體)로 기기를 덮는다든가 해서 불필요한 전자파의 방출과 침입을 막는 방법도 생각할 수 있겠다.

이 전자파차폐재로서 주목받고 있는 것이 숯이다. 숯 중에서도 1000℃ 이상의 고온에서 균등하게 탄화되어진 백탄이 유효하다. 백탄은 우수한 도전성(導電性), 축전성(蓄電性)을 갖추고 있기 때문이다.

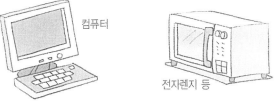

컴퓨터

전자렌지 등

유해한 전자파를 차단

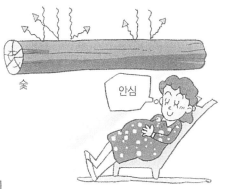

숯

안심

즉, TV옆에 3 ~ 5kg 정도의 백탄을 놓고 시판 중인 전자파계측기를 측정하면 백탄을 놓기 전에 비해서 수치가 두드러지게 감소하는 것을 알 수 있다. 백탄이 전자파를 감소시키는 역할을 확실히 하고 있는 것을 알게 된다.

고온에 구워진 이러한 백탄을 전자파의 발생원이 되는 기기 주위에 놓아둠으로서 공포의 전자파장해를 줄이고 감소시킬 수 있는 것이며, 더욱이 전자파가 많이 쏟아지는 실내는 이온 밸런스가 붕괴되어 산화를 촉진하는 양이온이 많은 오염된 실내가 된다. 이럴 경우 숯을 놓아둠으로서 이온의 밸런스도 유지되고 공기도 정화된다.

🌑 전자파의 인체에 미치는 영향

최근 미국을 비롯한 선진국에서는 이러한 전기제품에서 발생하는 전자파가 인체에 해로운 영향을 미치고 있는 것에 대해서 사회적 문제로 부각되고 있다.

이 전자파가 백혈병이나 암 등을 발생시킨다는 이야기가 나올 정도이다. 전자파가 다량으로 발생하는 TV, 전자렌지, 사무기기, 형광등, 휴대전화, IC(집적회로), LSI(대규모 집적회로)가 내장되어 있는 여러 가지 전기제품 등이 다 여기에 해당한다.

그럼에도 불구하고 이런 첨단 전기제품이 현대생활을 지배하고 있는 것이 사실이고, 이것을 사용치 않는다는 것은 불가능한 일이다.

실제로 미국에서는 부인이 뇌종양으로 사망하자 남편의 휴대전화 때문이라며 소송에 제기되기도 했다.

백내장에 영향을 미친다고 지적한 전문가도 있다. 휴대전화뿐만 아니라 스웨덴의 연구팀이 조사한 바에 따르면 우리가 자주 보고 있는 고압송전선에서도 인체에 해로운 전자파가 나오고 있다고 알려져 있다. 또한 정보화 기기를 계속 사용하는 임신 중의 여성이 기형아를 출산하기도 하고 유산하는 확률이 높다는 무서운 보고도 있다.

1992년 스웨덴에서는 세계에 큰 영향을 준 역학연구(疫學硏究)의 결과가 발표되었다.

스웨덴 국민 53만 명을 대상으로 카로린스카 연구소가 조사한 결과 고압송전선으로부터 300m이내에 사는 어린이의 소아백혈병 발생률이 송전선이 없는 곳보다 3.8배가 높다고 발표했다.

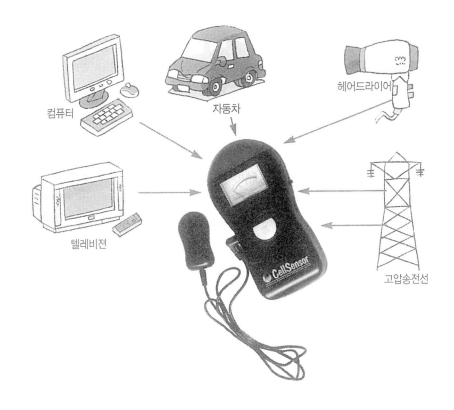

컴퓨터

자동차

헤어드라이어

텔레비전

고압송전선

　학교나 주택가 근처에 새로운 고압철탑 건설을 금지하는 나라가 나오는 등 그 반응이 선진국들 사이에서 급속히 확산되고 있다.

　가정도 안심할 곳은 못된다. 형광등으로부터는 40 ~ 50 미리가우스, 전자렌지에서는 100미리가우스 등 가전제품에서도 전자파가 흘러 넘치고 있다. 특히 위험한 것은 신체에 밀착하여 사용하는 전기제품이다.

　휴대전화, 헤어드라이, 전기면도기, 전기담요, 전기카페트 등 머리나 인체에 밀착하여 사용하는 것을 특히 주의해야 한다.

　일본의 마끼우찌 다이또우(牧內泰道) 의학박사는 전기로 온열하는

(단위 : 미리가우스)

사무실(실내)	30(최대)
275kV송전선(바로아래)	37
500kV송전선(바로아래)	97
전기실의 변압기 주변	100 ~ 200
텔레비전 앞면	20 ~ 40(평균)
텔레비전 뒷면	50 ~ 200
헤어드라이	150(표면)
전기면도기	140000(표면)
청소기	1 ~ 16(1m)
형광등	4 ~ 16(30cm)
전기모포	50 ~ 100(30cm)
전자렌지	15 ~ 400(30cm)

雨宮好文 金澤공업대 교수 측정 및 (재)노동과학연구소 발행「VD작업의 물리환경」에서

매트 등은 잠자는 동안 내장의 휴식을 완전히 취할 수 없을 뿐더러 몸의 산화와 정신적인 이상도 초래한다고 발표하고 있다.

방사선 물질인 라돈(Rn)

'라돈' 이라는 것은 무색무취의 방사선 물질로 자연의 토지나 바위나 돌에서 발생하고 있다. 방사선 물질이기 때문에 농도가 높으면 폐암을 유발하는 등 인체에도 나쁜 영향을 미치지만 실내가 아닌 자연환경에서는 농도가 거의 문제가 되지 않는 것으로 알려져 있다.

'라돈'은 주택의 대지 지하나, 또는 주택에 사용되는 건축자재(콘크리트, 돌, 흙 등)에서도 방출되고 있다.

목조주택은 그나마 통풍이 잘 돼서 농도가 낮아 별로 문제가 되지 않지만 아파트 같은 대형 건축물이 늘어남에 따라서 라돈의 농도가 높아가는 것을 알게 되었다.

우리나라에서도 지난번 서울 중랑천 범람으로 침수된 서울 지하철 7호선 태능역에서 폐암을 유발하는 등 인체에 치명적인 방사선 물질인 라돈이 환경기준치의 최고 9배를 초과하여 방출된 사실이 경희대학교의 김동술 교수팀이 측정하여 시민들을 놀라게 했던 사실이 있다.

이와 같이 오염된 실내에서 오랫동안 호흡하고 있으면 라돈이 기관지 질병의 원인이 되거나 폐 내부에 흡착되어 세포에 상처를 주고 그것이 암으로 발전할 확률이 높다고 말했다.

서울 지하철역 10곳에 발암물질

라돈농도가기준치초과

서울지하철 3호선 종로3가역 등 시내 지하철역 10곳에서 발암물질로 알려진 라돈의 농도가 기준치를 초과한 것으로 나타났다.

서울시는 지난해 5~10월 시내 2백39개 지하철역 승강장과 매표소, 환승통로에서 라돈 농도를 측정한 결과 10개역 12개 지점에서 미국환경보호청의 라돈 실내환경 권고기준인 ℓ당 4pCi(피코큐리)를 초과했다고 12일 밝혔다.

라돈은 토양이나 암석, 물 속에서 라듐이 핵분열할 때 발생하는 무색?무취의 가스로 호흡을 하거나 물을 마실 때 인체에 흡수돼 심한 경우 폐암이나 위암을 일으킬 수 있는 것으로 알려져 있다.

라돈 농도가 권고치를 초과한 지하철역은 4호선 남태령 · 충무로 · 미아삼거리역, 6호선 고려대 · 광흥창 · 역촌역, 3호선 종로3가 · 충무로역, 5호선 을지로4가역, 7호선 노원역이다.

그러나 서울시내 지하철역 전체의 라돈 평균 농도는 1.39pCi로 지난해 평균인 1.7pCi보다 낮아졌다.

주용석 기자
hohoboy@hankyung.com

한국경제 2003. 2. 13

◎ 한국경제 2003년 2월 13일자 신문

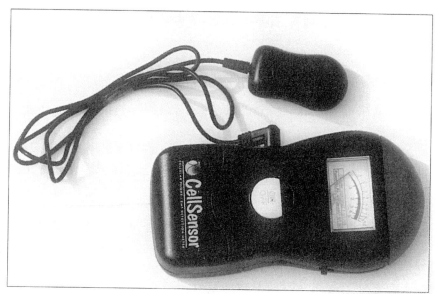
○ 전자파 감지기

　색도 냄새도 없는 발암성 방사선 물질이 실내에 가득 머물러 있어도 전문적인 측정을 하지 않는 한 보통 사람들로써는 알길이 없다.

　밀폐성이 높은 철근 콘크리트로 된 아파트나 맨션, 지하실 등은 늘 환기에 주의하지 않으면 안 된다.

　그러나 백탄 파워를 이용하면 실내의 고농도 방사선 물질인 라돈도 충분히 흡착여과할 수가 있다.

숯은 질병치료적 효과가 있다
(治療效果)

 질병 치료를 위한 숯요법은 민간전승요법으로서 그 맥이 이어져 온 것은 오랜 역사 속에서 찾아 볼 수 있다.

 설사약 또는 정장제로서 솥 부뚜막 밑에 붙은 그을음을 먹었다든가 소나무를 태운 그을음으로 만든 숯가루를 먹음으로써 치료의 효과를 톡톡히 보았다. 허준 선생의 동의보감에서도 여러 종류의 희귀소재로 만든 숯으로 각종 처방에 쓰여졌음은 익히 알려진 사실이다.

 현대의학에서도 약용탄(약용숯)이라 하여 의료현장에서 구급책으로 사용할 수 있도록 대한약전에도 치료약으로 규정하고 있으며, 일본약국방에서도 약으로, 미국약전에도 의약품으로 활성탄을 인정하고 있다.

 대체적으로 숯가루를 이용하여 치료효과를 보려면 다음과 같은 질병에서 그 효과를 인정할 수 있다

① 소화관의 이상발효로 가스가 찬 경우 : 위염, 위궤양, 장염, 소화불
    량, 설사에 효과가 있다

② 간의 기능을 조정하는 역할로 간염, 간경변, 황달에도 응용된다.

③ 각종 염증과 그에 따른 발열에도 효과가 있다.

④ 체내, 체외의 독소해독작용이 있다.

⑤ 지혈과 진통작용이 있다.

⑥ 활성산소의 제거효과가 있다.

위와 같은 질병치료의 효과는 숯의 효능 중에서도 천연치료방법이라
는 점에서 그 의미가 큰 것이다.

현대의약품이 치료적 효과에 기여하는 바는 크지만, 한편으로는 우
리 몸속에 잔류하는 약의 폐해를 생각할 때 천연소재인 숯요법의 역할
은 점차 커져 갈 것이다.

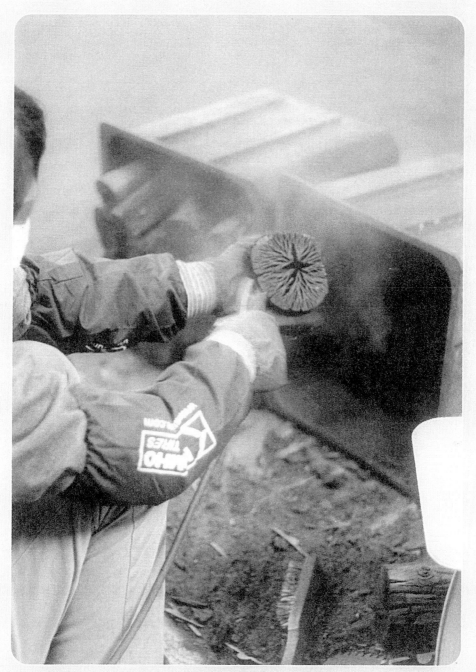

◉ 백탄에 묻어 있는 재나 흙을 공기로 제거하는 장면

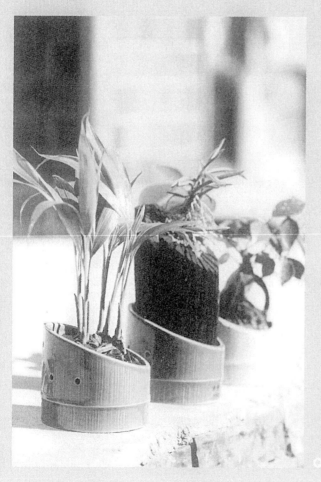

숯화분

활용이 확대되는 숲의 힘

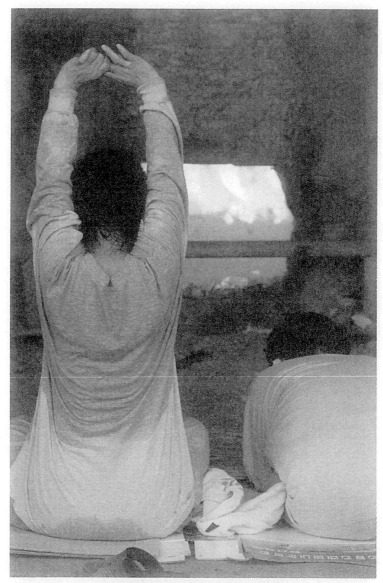

🔥 숯을 빼내는 숯가마에서 찜질하는 사람들

01

실내에 놓아두기만 해도 효과를 보는 숯활용법

🌑 실내에 놓인 백탄이 공기를 정화한다

요즘 주택은 실내 공간의 냉난방 효율을 높이기 위하여 고기밀성(高機密性)의 밀폐성을 강화하는 구조로 건축되어 있으며 바닥, 천장, 가구 등 모든 부분에 내장재로 화학제품을 많이 사용하고 있는 실정이며 모든 벽면은 시멘트로 둘러싸여 있다.

이런 주거공간은 유해한 화학물질의 방사와 가전제품에서 내뿜는 전자파 영향

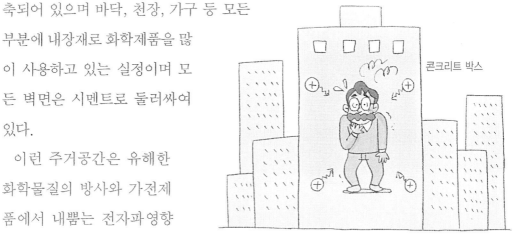

콘크리트 박스

으로 양이온이 가득 찬 곳이다. 이와같은 공간에서 오랜 시간 일하는 주부, 아이들은 원인 모르는 두통, 현기증 등에 시달리는 경우가 흔히 있다.

🌑 신축주택 입주시에 반드시 숯의 정화력을 활용하자

특히 신축아파트나 주택에 입주했을 때 페인트, 니스, 신나 등 화학 물질 냄새를 새집냄새라고 무심코 넘겨 버리는 사람들이 많은 것 같은 데 이것은 엄청나게 위험한 발상이다. 새집냄새라는 것이 유해한 화학 물질의 냄새이기 때문이다. 독가스의 공간이라고나 할까?

이런 공간에 오래 있게 되면 그림과 같은 고통을 받게 된다.

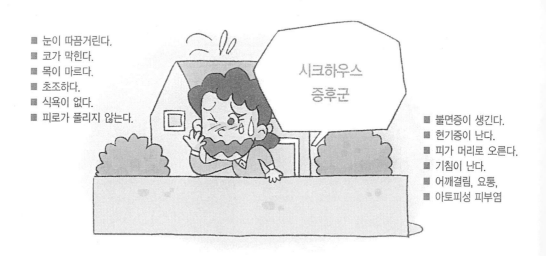

◈ 신축아파트나 주택은 독가스의 공간

이런 주거공간을 개선해서 건강한 삶의 주거공간으로 만들어 질병의 원인이 되는 것을 막기 위해서는 숯의 정화능력을 활용할 필요가 있다.

거실에는 2곳 또는 4곳 정도에 참숯 백탄을 주부의 지혜를 살려 장식해 두는 것만으로도 효과가 크다. 침실도 숯바구니 2개만 비치하면 쾌적한 공간을 만들 수 있다.

특히 공부하는 학생 방에 실내 정화 숯을 비치하는 것을 잊지 말아야 한다. 공기정화와 신선한 음이온을 공급해서 집중력을 높이고 체력유지와 피로감을 줄여주는 것이야말로 학생들에게 꼭 필요한 것이기 때문이다.

비치하는 숯의 양은 건물 1평당 1kg 기준이며 사방 네 구석에 놓는 것이 좋으나 대각선으로 2곳에 놓아도 효과적이다.

밀폐구조인 철근콘크리트사무실의 공기정화에 숯을 활용

냉난방시설의 에너지 효과를 높이기 위하여 밀폐구조로 된 사무실은 환기를 자주 하지 않는 한 근무시간 내내 형광등이 켜져 있고 PC, 팩스, 복사기 등 전자파가 쏟아져 실내는 음이온이 절대적으로 적고, 양이온지대이므로 실제로는 산화의 공간이다. 사무실 근무자의 상당수가 원

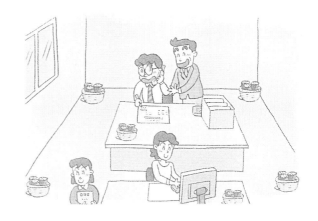

인이 분명치 않는 고통에 시달리고 있다는 것은 이러한 이유때문이다. 이것이 사무능률을 저하시키는 시크빌딩증후군인 것이다. 이런 현상을 막는 데는 반드시 환기를 철저히 하고 숯을 공기정화용으로 활용할 것을 권한다.

다음와 같은 시설에 숯을 놓아 정화된 공간을 만들자

병원, 의원, 약국, 한의원, 미용실, 이발소, 보육원, 유치원, 노인복지시설, 학교, 학원, 노인정, 노래방, 지하주점, 지하사무실, 밀폐형사무실, 지하 가내공장, 화공제품 취급점, 염색섬유제품 판매점, 봉제공장, 공해발생 공장 등은 다중이용시설로써 공기환경의 심각성을 고려해야 하며 또한 화학제품 취급점에서는 유해휘발성분에 의한 공기오염을 막기 위한 숯을 이용한 배려가 있어야 할 것이다.

특히 치과병원은 유난히 약물냄새가 심하므로 병원 내 정화용 숯의 사용을 권한다.

자동차 실내를 숯 파워로 정화하자

밀폐된 자동차 안에 실내정화용 숯을 비치해 두면 냄새의 제거와 정화된 공간을 만들 수 있다.

차내 공간은 무취 공간이 가장 이상적이라고 생각된다. 그런 신선한 공간을 원하는 사람은 숯을 차안에 비치해 두면 된다.

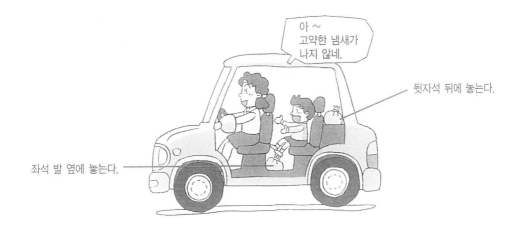

차내의 정화를 위해 참숯 백탄 2kg정도를 놓고 숯 방석을 깔게되면 전자파 피해감소와 음이온 발생으로 인하여 신선한 공간으로 바뀐다.

특히 영업용 택시는 하루 종일 여러 형태의 손님이 탑승하기 때문에 전염병환자 등도 탑승할 수도 있으므로 옛날에 우리 조상들이 출산한 집에 갓난아이 보호를 위해 금줄을 쳤던 지혜와 같이 감염예방과 운전자 보호를 위해 차내에 일정량의 숯의 비치로 차내에 정화된 환경을 만들 수 있는 것이다.

무기고에 숯을 놓아 총기의 녹을 막는다

숯은 습기를 흡착 제거하고 산화를 방지하는 음이온의 계속적인 공급을 통하여 녹을 쓸지 않게 한다. 그래서 일본 자위대 무기고에는 녹 쓰는 것을 막기 위해서 숯을 비치해 두고 있다고도 한다.

매일 습기가 많은 목욕탕에서 사용하는 면도기도 사용 후 숯 위에 두면 녹이 잘 나지 않고 오래 쓸 수 있다.

🍎 숯 항균 칫솔대와 면도대

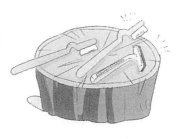

백탄 위에 가족의 칫솔을 올려두면 항균위생칫
솔대가 되고, 면도기를 올려두면 면도날이 오래
쓰게 되고, 녹이 나지 않는다. 항균면도기가 되
는 이런 숯의 힘을 손쉽게 활용해 보자.

🍎 숯은 독가스를 제거한다

특유의 다공질이 풍부한 숯은 유독한 물질을 흡착한다. 방독마스크
내에도 활성탄이 들어있는 것은 바로 숯의 흡착능력을 활용한 것이다.
활성탄은 독가스를 흡착하여 무독화시키고 유해물질을 분해하여 중화
시킨다.

숯은 전기적으로 「음전기」이고 독가스는 「양전기」이다. 독가스가 숯
층을 통과할 때는 「음전기적」으로 변해 버려서 독이
없어지는 것이다.

이 원리를 이용한 것이 담배의 필터이고, 담배의
차콜 필터(Charcoal Filter : 숯 필터)에는 활성탄이
사용되고 있다. 이것이 담배의 맛을 순하게 하고
유독한 니코틴 등을 흡착 감소시킨다.

생화학 전쟁을 대비하여 가정에서 흔히 볼 수 있는
국민방독면이나 "사스" 감염예방마스크로 숯을 활용한 제품도 개발되
고 있다.

● 옷장에 숯을 넣어 습기나 냄새제거 및 벌레퇴치
  등으로 사용한다.

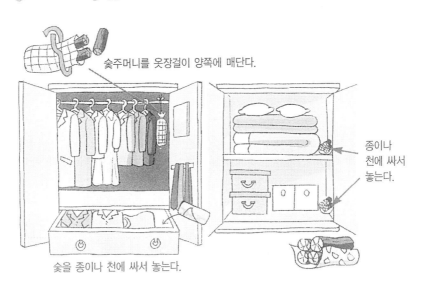

숯주머니를 옷장걸이 양쪽에 매단다.

종이나 천에 싸서 놓는다.

숯을 종이나 천에 싸서 놓는다.

● 숯은 화장실의 냄새제거에도 제구실을 한다

　요즘 화장실은 2~30년 전에 비하면 수세식으로 변하여 극심한 냄새
는 나지 않는다.

　살기가 힘들던 시절 「암모니아 냄새」가 코를 찔러 재래식 화장실에
가기가 곤혹스럽던 시절도 있었다. 당시 우리 농촌에서는 숯포대를 화
장실 곁에 쌓아 두었던 기억이 있는데 이는 필경 우리 조상들이 화장실
냄새를 줄이기 위한 수단과 분뇨에서 발생하는 병원균을 막기 위한 방
편이 아니었을까 생각한다.

　요즘같이 심한 냄새가 없는 화장실에 숯을 냄새제거제로 비치하는

것은 시대적으로도 어울리는 방법이라 하겠다.

다소 심한 냄새가 나는 업소나 재래식 화장실, 공중화장실에는 숯을 비치하고 목초액을 간혹 분무하거나 목초액을 용기에 담아 냄새가 심한 곳에 항상 놓아두면 냄새제거 효과가 더욱 좋아질 것이다.

화장실에 숯을 1kg정도 바구니나 부직포에 넣어 물이 닿지 않는곳에 비치해 두면 효과를 볼 수 있다. 특히 안방에 별도 화장실이 있는 집은 늘 함께 있는 가족은 잘 모르지만 외부인이 안방에 들어오면 변의 냄새와 혼합된 특이한 냄새를 느낄 수도 있다. 이럴때 숯의 힘을 활용하면 간단히 해결할 수 있다.

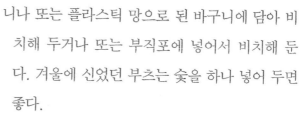 신발장냄새도 주거오염의 하나

신발장에 숯을 넣어 두면 신발냄새와 습기를 제거한다. 숯을 대바구니나 또는 플라스틱 망으로 된 바구니에 담아 비치해 두거나 또는 부직포에 넣어서 비치해 둔다. 겨울에 신었던 부츠는 숯을 하나 넣어 두면 좋다.

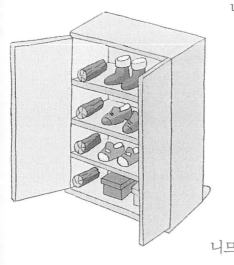

주택 거실 입구의 많은 신발에서 나는 악취를 예사로 생각하는 경향이 있지만, 주거환경 악화에 한 몫을 하고 있으며 신발은 땀 냄새뿐만 아니고 길바닥에 깔린 온갖 궂은 것을 다 밟고 다니므로 오염의 원흉인 신발을 숯으로 정화하면 주거오염을 막는 한 방편이 된다.

싱크대 밑과 주변은 잡균과 벌레들의 집합소

물을 많이 사용하는 주변은 습기가 많고 공기가 잘 통하지 않으며 잡균이나 벌레가 모이게 되고, 또한 냄새도 나게된다. 백탄을 많이 넣어 두게 되면 잡균도 바퀴벌레도 냄새도 없어지는 청결공간으로 변한다. 현명한 주부는 목초

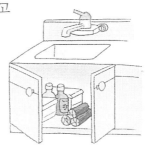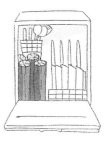

액을 소량 담아 놓아두고 벌레의 근접을 못하게 하여 깨끗한 주거환경을 유지시킨다.

쓰레기통에 숯을 넣어두면 악취가 제거된다

숯이 쓰레기 냄새를 흡착 제거한다. 심한 악취의 경우에는 목초액을 약간 뿌리면 더욱 효과적이고 벌레의 발생도 막는다. 특히 대형식당의 많은 쓰레기 보관 장소에는 목초액을 분무하면 냄새제거에 효과적이다.

개집에 숯을 넣으면 진드기도 냄새도 없어진다

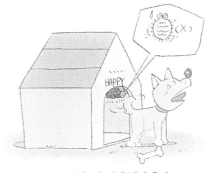

◉ 냄새효과 벌레 방지 효과

● 재떨이에 넣은 숯이 '니코틴 냄새'를 흡착한다

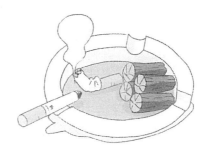

● 건강을 위협하는 전자파의 피해를 감소시킨다

  TV, 컴퓨터, 전자렌지, 오디오, 냉장고, 전기매트, 형광등, 헤어드라이기 등에서 쏟아지는 전자파의 피해를 줄이기 위하여 고전도성 백탄을 비치함으로써 유해한 전자파의 피해를 감소시킨다.

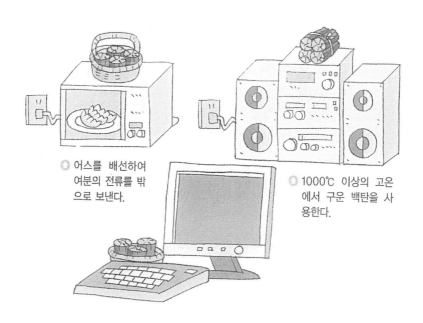

◎ 어스를 배선하여 여분의 전류를 밖으로 보낸다.

◎ 1000℃ 이상의 고온에서 구운 백탄을 사용한다.

실내에서 사육하는 애완동물의 냄새를
숯을 이용하여 없앤다

주거의 개념이 점차적으로 아파트화 되어가므로 애완동물을 사육하
는 가정은 냄새와 잡균들에 대한 걱정을 하지 않을 수가
없게 된다.

자연히 동물 분뇨의 냄새가 날 수 밖에 없기
때문에 많은 신경을 써서 청결사육하지 않는
한 주인은 잘 느낄지 몰라도 손님이 문을
열고 들어서면 그 냄새를 느끼게 된다.

거실이나 방에 숯을 정량보다 훨
씬 많이 놓게 되면 숯이 정화의 제
역할을 하게 되어 냄새를 없앨 수
있다. 동물의 잠자리, 집 등의 주변에

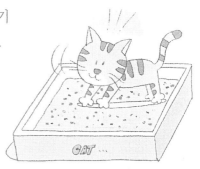

○ 고양이 화장실의 모래는 알갱이숯과 모래를 혼합한다.
요즘은 전용 숯시트가 판매된다.

숯을 놓고 숯매트 등을 놓으면 더욱 냄새와 잡균의 발생을 막
을 수 있다.

○ 베란다에 놓은 숯이 화분식물들을 살린다

고층 베란다에 화분식물을 키우면 잘 자라지 않는다고 한다. 물론 지
반과 너무 떨어진 곳이라 땅의 기운(地氣)이 미치지 못해서 잘 자라지
않는다고 한다.

숯은 땅의 기운을 대신하는 역할을 하기 때문에 식물이 잘 자라는 것

이다. 숯이 전자에너지를 모아 기운이 약한 곳에 공급하는 역할을 하는데 이것이 탄소의 역할이며 화분흙에 숯을 배합해 넣으면 더욱 효과적이다.

그리고 백탄 위에 쇠못을 올려놓으면 바로 자성체가 된다는 것을 실험으로도 알 수 있다. 즉 화분을 자장이 있는 곳으로 만드는 것이다.

⬤ 화학재료냄새 가득한 미용실 숯으로 건강찾기

예전엔 미용실은 금남의 장소였다. 그러나 요즘은 남자미용사가 많으며 미용실에 남성이용객이 많아지고 있다.

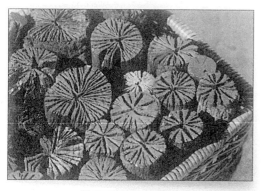
◉ 공기정화용 숯바구니

미용실에 들어서면 각종 미용재료의 냄새가 기득 차 있다. 근무자들은 오랜 기간에 이 냄새에 젖어있어 무심코 그렇게 생활하는 것이다.

그러나 이런 곳에 오랜 시간 있게 된다는 것은 건강에도 아주 좋지않게 된다. 숯을 놓으면 깨끗하게 정화된 영업장이 되고 일의 능률도 오르고 손님에게 좋은 환경을 제공하고 영업도 잘 되는 업소가 될 것이다.

02

지하공간에 공기정화용 숯 놓기

　시멘트콘크리트로된 박스 속의 지하공간은 공기의 순환이 나쁘고 습기가 갇혀 있으며 냄새가 빠지지 않는 공간이므로 양이온이 많아 그 안에 있는 사람이나 물질의 산화를 빠르게 한다.

　특히 다음의 업소에는 업주와 종업원의 건강은 물론이고 손님의 건강도 위하고 깨끗이 정화된 업소를 만듦으로써 사업에도 플러스가 될 것이다. 반영구적으로 계속 사용할 수 있는 숯의 비치를 권하고 싶다.

　숯을 이용한 환경정화의 아래와 같은 예는 극히 일부에 불과하다 하겠다.

■지하노래방은 냄새는 물론이고 전자파가 쏟아지는 실내이므로 냄새, 습기, 전자파장해의 감소효과를 볼 수가 있다.

■지하주점, 식당은 음식조리냄새 등을 제거하여 산뜻한 공기전환이

영업상으로 도움이 된다.

■지하사무실의 경우 공기청정이 사무능률을 올린다.

■지하창고는 저장물의 산화를 막고 보존상태가 오래가게 한다.

■지하주거생활에는 실내공기의 정화가 가족의 건강을 돕는다.

■지하목욕탕은 습기가 많다. 그래서 곰팡이나 진드기가 생기기 쉽다. 숯은 이를 막는다.

■지하 PC방에서 전자파에 그대로 노출된 채로 게임을 즐기느라 밤을 새는 젊은이들의 정자감소현상까지 생긴다는 서울의대 의학연구소의 실태보고서가 있어 PC방의 실내 환경정화를 위해 숯은 하나의 대안이 될 수도 있을 것이다.

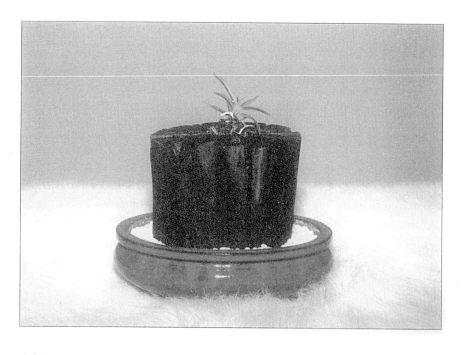

03

잘못된 주거가 가족을 병들게 한다
(住原病증후군)

경제성과 편리함만 추구한 고기밀성주택의 함정 · 원인모를 질병에 시달린다!

 주거의 구조가 병의 원인이 되는 시대

최근의 주택이나 아파트의 주거공간은 냉난방에너지의 효율을 높이기 위하여 고기밀, 고단열구조가 됨으로서 공기의 순환이 단절되고 습기와 결로에 의한 곰팡이, 진드기 등의 번식하기 좋은 최적의 환경을 만들어 주고 있다.

주거의 벽체는 거의가 시멘트콘크리트구조이고, 내장재도 벽지, 가구, 바닥재, 가전제품 등 거의가 화학제품이거나 신나, 니스, 페인트, 접착제 등의 휘발성유해물질로 도장된 제품으로 가득차 있다.

모두가 편리함을 추구하고 대량생산을 하다보니 이렇게 된 것이다. 하나같이 생명이 숨쉬고 호흡하는 자재는 찾아 볼 수가 없게 되었다.

원래 우리나라의 주거는 자연소재밖에 사용하지 않았고, 문은 꼭 닫은 상태에도 문의 틈새와, 창호지를 통해서 내외부와의 공기순환이 제로상태가 아니며 집 자체도 살아서 호흡하고 있었던 구조였다.

그러나 오늘날 주거는 고기밀성 주택으로서 문을 닫고 나면 전부 틈새가 메워진 상태처럼 되어 버리는 것이 특징이다.

이 주거 안에서 살고 있는 사람은 마치 커다란 비닐봉지 속에 들어 있는 것과 같은 형상이다.

심각한 문제는 여기에 있다. 벽체며 내장재에 쓰여진 화학물질, 아세톤, 토루엔, 벤젠 등 유기용제에서 나오는 포름알데히드를 비롯한 유해 휘발성 화학물질들이 난방의 열과 더불어 밀폐된 주거에 방사됨으로서 인체에 미치는 심각한 영향으로 주원병(住原病 : SICK HOUSE증후군)이라는 새로운 병이 생기게 되었고, 결국 실내 공기오염의 원인으로 발생하는 건강장해를 받는 병이다. 이 주원병에 꼭 부가하는 오염은 습기와 결로에서 오는 곰팡이, 진드기의 사해가 에어컨이나 선풍기에 날려 호흡기에 들어가 알레르기를 일으키며 또한 좁은 공간에 꽉차 있는 가전제품이 쏟아내는 전자파가 더욱 주거를 유해공간으로 만들고 있다.

실내공기오염의 원인물질

주거나 건물실내의 공기를 오염시키는 원인물질은 수없이 많겠지만 크게 다음과 같이 4가지로 나눌 수가 있다.

① 생물 : 진드기, 곰팡이, 애완동물의 털이나 바이러스 등의 세균

② 공기 : 일산화탄소, 이산화탄소, 질소산화물, 유황산화물

③ 화학물질 : 포름알데히드(합판접착제), VOC(휘발성유기화합물),
　　살충제 등의 농약

④ 입자상태의 물질 : 먼지, 담배연기 등

최근 가장 주목받고 있는 것이 화학물질이 원인이 되는「화학물질 과민증」이다.

이것으로 인한 증상은 두통, 천식, 구역질, 눈의 통증, 권태감 등이고 실내의 공기오염 중에서도 포름알데히드나 휘발성유기화합물(VOC : Volatile organic compound) 등이 대표되는 화학물질이 원인이다.

포름알데히드는 주로 합성수지나 접착제에 함유되어 합판, 카페트를 깔때나 벽지를 방에 붙일 때 사용된다. 휘발하기 쉬우므로 증기가 되어 공기와 함께 체내에 흡입되기가 쉽다. 또한 지방성분에 녹기 때문에 피부나 눈으로도 흡수된다. 이런 물질에는 중독만이 아니고 최악의 경우는 생명을 위협받게 된다. 이러한 무서운 물질이 모르는 사이에 소중한 주거에 사용되어지고 있다는데 위험성이 있다.

이제부터라도 우리는 고기밀성 구조의 건축과 내장재의 실내공기오염의 위험성을 거론할 때가 왔다고 생각한다. 특히 신축주택에서 발생하는 입주자의 괴로운 증상은 바로 각종 건자재에서 배출되는 휘발성유기화합물(VOCS), 포름알데히드(HCHO) 등 각종 오염물질이 주범이다.

주원병(住原病)의 원흉은 포름알데히드

신축한 집에 입주와 동시에 나타나는 머리가 아프다든가 눈이 따끔따끔하다. 몸의 컨디션이 좋지 않다 등 원인 모를 이런 증상을 주원병

증후군(SICK HOUSE 신드롬)이라 한다.

옛날에는 모두 자연소재로 목조건물을 지어 화학물질이 함유되어 있지 않은 건재를 사용했다. 신축을 하면 으레 나무의 좋은 냄새가 났다. 그러나 요즘의 아파트 분양을 위한 모델하우스에 들어가면 비닐계의 냄새가 난다. 그것은 신축건자재에 함유된 화학물질 때문이다.

목구멍이 아프다, 심하면 호흡이 곤란하다는 것은 마루나 벽지, 합판에 함유되어 있는 포름알데히드 탓이다.

포름알데히드는 꽉 닫힌 방에서 온도가 오르면 공중을 부유(浮遊)하여 코 등의 점막을 자극한다.

특히, 합판을 만들 때 얇은 여러 장의 판을 접층으로 붙일 때 사용하는 접착제에 많이 사용된다.

포름알데히드는 농도가 0.5ppm이 되면 누구나 냄새를 느낀다. 1 ~ 2ppm이 되면 눈이나 코를 자극, 10 ~ 20ppm이면 눈물이나 기침이 나서 호흡을 할 수 없게 된다.

그동안 화학물질함유 건자재에 대한 주택업자, 건축가도 건자재의 심각성을 간과해 왔던 것도 사실이다.

주택구입자들도 식품의 첨가물이나 야채과일의 농약에 대한 걱정은 많이 하면서도 정작 생활의 기반이 되는 주택의 건자재에 대해서 무관심해 온 것도 사실이다.

이제는 점차 TV, 신문 등 매체를 통해 심각성이 알려지고 있어 주택건설 회사나 소비자의 새로운 인식이 넓혀져 가고 있다.

우리정부도 국민건강보호를 위해 다중이용시설에 실내공기청정유지 의무기준 및 권고기준을 정하고 특히 포름알데히드, 휘발성유기화

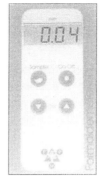
　합물 등 인체에 해로운 화학물질을 사용한 건축자재의 사용을 금지하
도록 하는 내용의 「다중이용시설 등의 실내공기질관리법」 개정안을
의결하여 국회를 통과하였다. 그 주된 골자는 2004년 5월부터는 새로
건설되는 아파트, 병원, 도서관 등 공공건물의 시공사는 실내공기질을
입주 전에 측정 공고해야 한다. 정부가 지금이라도 실내공기관리를 체
계적으로 엄격관리하게 되었음은 늦은 감이 있지만 다행한 일이다.

　일본에서는 주거의 깨끗한 공기로 건강한 삶의 질을 높이기 위하여
건강에 심각한 악영향을 주는 시크하우스증후군을 경감시키기 위하여
탈(脫)시크하우스법제화를 서둘러 개정하고, 건축기준법을 2003년 7
월 1일부터 시행하여 주택의 신축과 증개축시 화학물질인 해충구제제
와 특히 흰개미 구제 사용을 포함한 건축재료의 유해화학물질사용을
금지하고 포름알데히드의 사용도 대폭 제한시키고 있다. 그리고 주택
내의 24시간 환기설비도 의무화시켰다.

포름알데히드의 수치와 위험도 도표

신문·잡지 등에서 발췌〈시크하우스(sick house)를 생각하는 모임〉

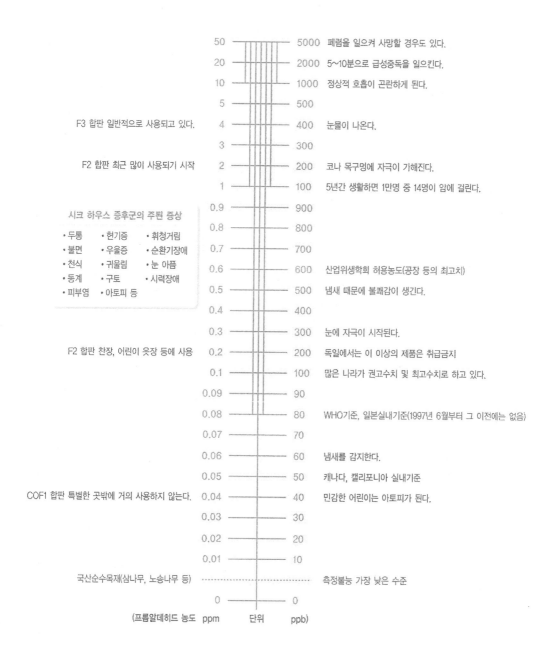

	50 — 5000	폐렴을 일으켜 사망할 경우도 있다.
	20 — 2000	5~10분으로 급성중독을 일으킨다.
	10 — 1000	정상적 호흡이 곤란하게 된다.
	5 — 500	
F3 합판 일반적으로 사용되고 있다.	4 — 400	눈물이 나온다.
	3 — 300	
F2 합판 최근 많이 사용되기 시작	2 — 200	코나 목구멍에 자극이 가해진다.
	1 — 100	5년간 생활하면 1만명 중 14명이 암에 걸린다.

시크 하우스 증후군의 주된 증상

· 두통	· 현기증	· 휘청거림
· 불면	· 우울증	· 순환기장애
· 천식	· 귀울림	· 눈 아픔
· 동계	· 구토	· 시력장애
· 피부염	· 아토피 등	

	0.9 — 900	
	0.8 — 800	
	0.7 — 700	
	0.6 — 600	산업위생학회 허용농도(공장 등의 최고치)
	0.5 — 500	냄새 때문에 불쾌감이 생긴다.
	0.4 — 400	
	0.3 — 300	눈에 자극이 시작된다.
F2 합판 찬장, 어린이 옷장 등에 사용	0.2 — 200	독일에서는 이 이상의 제품은 취급금지
	0.1 — 100	많은 나라가 권고수치 및 최고수치로 하고 있다.
	0.09 — 90	
	0.08 — 80	WHO기준, 일본실내기준(1997년 6월부터 그 이전에는 없음)
	0.07 — 70	
	0.06 — 60	냄새를 감지한다.
	0.05 — 50	캐나다, 캘리포니아 실내기준
COF1 합판 특별한 곳밖에 거의 사용하지 않는다.	0.04 — 40	민감한 어린이는 아토피가 된다.
	0.03 — 30	
	0.02 — 20	
	0.01 — 10	
국산순수목재(삼나무, 노송나무 등)	··········	측정불능 가장 낮은 수준
	0 — 0	

(포름알데히드 농도 ppm   단위   ppb)

화학물질은 어떻게 해서 실내공기 중에 방출되는가

주원병(住原病)증후군의 원인이 되는 화학물질은 여러 곳에서, 여러 형태로 실내의 공기 중에 방출된다. 아래에 그 예를 들어본다.

① 방의 벽에 사용되고 있는 합판의 접착제가 증발한다.

② 목재에 사용되고 있는 곰팡이방지, 방충제가 증발하기도 하고, 스치면 마찰에 의하여 미립자로도 나온다.

③ 벽에 사용되고 있는 비닐소재로 된 천이나 벽지를 붙일 때 사용된 접착제가 증발한다.

④ 페인트나 락카 등의 가구에 칠해진 유기용제가 증발한다.

⑤ 벌레 방지에 사용된 방충, 살충제가 증발한다.

⑥ 모기향이나 살충매트에서 기체나 입자가 나온다.

⑦ 살충제의 에어졸에서 기체나 입자가 나온다.

⑧ 장농 속의 살충제가 승화한다.

⑨ 세탁소에서 막 찾아온 양복에서 유기세정제가 나온다.

⑩ 커튼, 융단 등의 방충, 살균, 난연제가 마찰에 스쳐서 나온다.

⑪ 향료의 성분이나 유기용제가 공중에 나온다.

⑫ 담배에서 입자, 기체가 나온다.

⑬ 가소제(可塑劑)가 입자상으로 나온다.

"새 건물로 옮긴 뒤 두통 심해요"

벤처회사에 근무하는 40대 후반의 L씨가 병원에 찾아왔다. 머리가 아프고 어지러우며 목이 따끔거리고 눈도 가려우며 코가 막혀서 영 집중이 안 되고 피곤하다고 호소했다. 방사선 검사와 알레르기 검사, 후두내시경 검사 등을 시행했으나 별다른 이상 소견은 보이지 않았다. 그는 2년 전 서울 강남 테헤란로의 새 빌딩으로 사무실을 이전한 이후부터 증상이 나타났으며 특히 겨울철에 괴롭다고 하소연했다.

1970년대 오일쇼크 이후 지어진 건물들 중에는 에너지 대책의 일환으로 여러 가지 단열재를 사용하고 창문이 별로 없는 밀폐된 빌딩들이 많다. 이러한 빌딩들은 환기가 잘 되지 않아 실내공기가 오염될 우려가 매우 높다. 그뿐만 아니라 새로 지어진 빌딩들은 실내장식을 위해 여러 가지 합판과 접착제, 페인트 등을 사용하게 된다. 이런 건축자재에서 포름알데히드 등 갖가지 화학물질이 방출된다.

포름알데히드는 자극적인 냄새를 띠고 대기 중에 방출되는 독성물질로 합판, 발포단열재, 스프레이식 페인트 등 건축자재와 가구에서 많이 나온다. 이런 포름알데히드는 목 코 눈 등에 강한 자극을 주어 알레르기 또는 감기와 비슷한 증상을 나타내고 피부발진, 두통, 피로, 메스꺼움 등의 증상을 가져 오기도 한다.

실내공기 중 높은 수치의 포름알데히드 농도에 장기간 노출되어서 상기도, 중추신경계, 면역계, 자율신경계, 내분비계를 중심으로 여러 가지 과민반응이 앞서 언급한 증상들로 나타나는 경우를 '식 빌딩증후군(Sick Building Syndrome)'이라고 한다. 과거 북유럽에서 실내 장식을 위해 스프레이 페인트를 칠한 후 포름알데히드가 실내공기 중에 방출되어 집단적으로 '식 빌딩증후군' 환자가 발생했던 사례가 있다.

이웃나라 일본에서는 빌딩관리법을 제정해 환기 대책을 세워 대비하고 있다. 후생노동성에서 실내공기 중 포름알데히드 농도의 기준치를 0.08ppm 이하로 규제하고 있는 것이다. 그러나 최근 일본에서는 빌딩관리법 규제대상이 아닌 주거용 신축 가옥실내공기 중에 높은 수치의 포름알데히드가 방출되어 이 증상을 호소하는 환자가 속출해 큰 사회적 문제로 대두하고 있다. 빌딩이 아닌 주거용 건물에서 증상이 나타나는 경우 '식 하우스증후군(Sick House Syndrome)'이라고 한다.

'식 빌딩증후군'은 오래된 건물보다는 신축 건물에서, 그리고 장기간 포름알데히드에 노출된 경우에 많이 발생한다. 새로 지은 아파트에서도 이러한 증후군이 흔히 나타나고 있는데 이런 경우 성인 남자보다는 주부와 어린아이들에게서 훨씬 더 많이 발생하는 것으로 밝혀졌다.

이에 대한 대책 마련을 위해 일본 정부에서는 3년 전부터 후생성 건설성 통산성 농림수산성 노동성과 학계가 공동 연구반을 구성해 역학 조사와 대책 마련에 들어갔다. 우리 정부 당국에서도 눈여겨볼 만한 대목이다.

'식 빌딩증후군'에 대한 가장 효율적인 대책은 환기를 자주 시켜 실내공기 중의 포름알데히드를 포함한 화학물질의 농도를 낮추는 것이다. 실내환기를 위해 30분, 1시간 정도의 긴 시간이 필요한 것이 아니라 5~10분으로도 충분하며 잦은 환기가 훨씬 도움이 된다.

이상덕 이비인후과 전문의
2003. 2.11 동아

◎ 동아일보 2003년 2월 11일자 신문

건자재와 화학물질이 인체에 주는 영향

화학물질	사용되고 있는 건자재	인체에 영향 (독성·증상 등)	사용되는 약제명
포름알데히드	합판 벽지 건축용접착제 벽지의 접착제	발암성 발암촉진작용 아토피, 천식 알레르기	포르마린

화학물질	사용되고 있는 건자재	인체에 영향 (독성·증상 등)	사용되는 약제명
유기인계화학물질	벽지의 난연제 흰개미 구제제 다다미 진드기방지 가공 합판의 방충제	발암성, 변이원성 급성독성, 만성독성 지발성신경독성 접촉독성, 두통 전신권태감 흉부압박감 발한, 유정(流挺) 설사, 근육위축 의식혼탁 시력저하 축동(縮瞳) 신경독성	훼니토로치온 휀치온 s-421 크로루피리호스 호키시무 인산토리 쿠시루 인산토리에스테루류
유기용제	도료 접착제 흰개미구제제의 용제 비닐소재의 천	발암성, 변이원성 마취작용, 두통 현기증, 중독 눈·코·목구멍에 의 자극 구역질, 피부염 고농도로 흥분 마취작용 중추신경계장해	초산부틸 톨루엔 키실렌 데칸 아세톤 기타
후타루산 화합물	벽지의 가소제 (可塑劑) 도료	발암성 호르몬이상 생식이상 최기형성(催奇形性) 중추신경장해 위장장해 세포독성 마비, 설사 구토	DOP(DOHP) DBP BBP

| 건자재와 화학물질이 인체에 주는 영향 |

화학물질	사용되고 있는 건자재	인체에 영향 (독성 · 증상 등)	사용되는 약제명
유기염소화합물 (다이옥신을 발생 시킨다)	비닐벽지소재	뇌종양, 간장암 폐암, 유방암 현기증, 임파선종 간혈관육종 수족의 작열(灼熱)감	단일산화비닐
	합판의 방충제 방부처리 목재	종양, 백혈병 태아의 기형 피부장해, 간장장해 식욕부진, 다량발한 불면, 권태증 관절통	방부제 기타

이와 같은 증상이 단독 혹은 복합적으로 나타나는 병을 시크빌딩 (Sick Building)증후군이라고 부른다. 그리고 이것은 후천적인 병이고, 계절이나 스트레스의 영향을 받아, 화학물질에 접촉하면 재발을 반복할 수도 있다. 게다가 ppm의 10분의 1인 ppb라고 하는 단위의 낮은 농도에서 증상이 나오고, 신경계, 면역계, 내분비계, 소화기계 등 많은 장기나 피부에 증상이 나타나는 경우가 많고, 간단히 진단할 수 없으므로 문제를 한층 심각하게 하고 있다.

1 가구와 벽의 틈새에 진드기의 사해(死骸)가 쌓인다

침실이나 아이들 방에는 장롱, 책상, 가구들이 벽에 딱 붙여 놓여져 있다. 그 측면을 들여다 보면 과연 그 모습은 어떨까?

파이버스코프(fiber-scope : 유리섬유를 이용한 내시경)라는 소형특수카메라로 그 틈새를 들여다보면 둘러쳐진 거미줄이나 진드기의 사해가 쌓여 있는 것을 당장 볼 수 있다. 이 틈새는 바람도 통하지 않고 습기가 차는 공간이라 거미나 진드기의 쾌적한 공간이 되고 있다. 이런 방에 자게 되면 알레르기현상을 일으키게 된다.

2 의외로 균이 많이 번식하는 곳은 부엌

싱크대 밑의 축축한 습기가 많아서 진드기, 곰팡이, 바퀴벌레 등의 집합소다.

조리과정의 냄새, 설거지물, 음식물찌꺼기 등을 처리해야 함으로 곰팡이가 생기고, 부패물질을 먹이로 하는 벌레들은 모여들게 되어있다. 마찬가지로 냉장고와 벽, 찬장과 벽 사이도 온갖 미생물과 벌레들의 서식처라 하겠다.

3 우리는 매일 밤 침대에서 진드기와 함께 잘 수도 있다

진드기가 사는 곳이 침대라고 예외일 수 없다.

이불은 자주 건조시켜서 진드기 서식을 막아야 하며 특히, 베개는 더욱 잊지 말고 건조시켜야 한다. 비듬은 진드기가 아주 좋아하기 때문이다.

진드기는 인간의 노폐물을 먹는다. 그러기 때문에 베개나 이불은 태양에 잘 쬐이는 것이 진드기 퇴치에 효과가 있다.

4 세탁기의 뒤, 세면대, 욕조의 곰팡이에도 신경쓰자

세탁기는 모터가 열을 내고 돌고 또 물이 사방으로 흩트러지게 한다. 뒷면은 늘 바람이 일어나고 있으므로 먼지가 들어온다. 습기도 있으므로 쓰레기와 물기가 많아 진드기가 생기기 쉬운 곳이다. 세면대 뒤편과 밑 부분, 욕조 등도 곰팡이 서식처가 될 수 있다.

🌑 화재발생으로 인한 죽음은 내장재의 유해가스가 주범이다

빌딩이나 아파트의 화재시 시커먼 연기를 내뿜는다. 비닐벽지, 커튼, 카페트, 쇼파, 의류, 석유화학 바닥재, 화학제품가구, 수지제품 등이 타면서 유해가스를 방출하여 질식해 사망하는 경우가 많은 것이다.

내장재에는 방화, 난연, 방재기준에 따라 쉽게 불이 붙지 않게 처리되어 있다. 즉, 잠시 있으면 불이 꺼지게 처리한다.

그러나 실제로는 화재에서 불의 세기가 강하면 내장재는 고온이 되어 타 버리게 된다. 이런 난연재가 검은 그을림의 근원이 된다.

타기 힘든 것이 타게 됨으로 어쩔 수 없이 검은 연기가 뒤덮게 된다. 화학물질내장재는 화재시 유독가스 질식사라는 무서운 흉기로 변하게 된다.

이런 내장재의 화학물질유해가스의 방출은 아주 적은 량으로 수년에 걸쳐 휘발하기 때문에 우리집안에서의 건강유지에 위협받는 물질이다.

🔵 주거오염에 가전제품의 전자파도 한 몫

건강주택만들기에 화학물질이나 진드기, 곰팡이만이 문제가 되는 것이 아니다.

가정 내에 가득 찬 가전제품, TV, 냉장고, 전자렌지, 세탁기, 형광등 등과 우리가 자주 사용하는 개인컴퓨터, 헤어드라이, 전기면도기 등에서 쏟아내는 전자파가 건강주택의 위협적 존재로 등장했다.

전자파의 피해가 전 세계적으로 새롭게 등장한 공포의 인체위협으로 다가오고 있다. 인간의 뇌나 생리에 주는 악영향말고도 당장 전자파가 나오면 실내주거공간이 양이온이 많게 되어 공기의 오염은 물론이고 산화와 노화를 재촉하게 되어 큰 문제이다.

🔵 숲의 힘으로 오염된 주거를 살린다

치유의 공간이 되어야 할 우리의 주거가 고기밀성과 화학물질에 오염된 주거로 인한 질병을 얻게 되는 지경에 이르게 되었다.

자연소재로 집을 짓고 숨쉬는 집을 지어 살던 시대에는 찾아볼 수 없는 현상이 일어나고 있다. 편리함과 경제성만 생각하고 인공소재의 포로가 되는 집을 짓고 보니 이런 업보를 당하는 것은 당연하다.

즉, 인간이 자연의 일부인데 자연을 무시한 주거문화가 죄 값을 받는 형상이 되었다고나 할까? 이와 같은 자연을 거역한 폐해는 자연으로만이 치유할 수 있을 것이다.

숯은 자연속의 살아있던 나무가 탄화되어 만들어진 천연소재로서 자연속의 삼림이나 숲이 하는 정화와 해독의 역할을 그대로 할 수 있는 소재이다. 나무를 땅에 묻으면 메탄가스가 나오고, 공기 중에 나무를 태우면 일산화탄소를 배출하여 지구환경을 오염시킨다. 그러나 산소를 제한한 가운데 탄화시킨 숯이 되면 오염된 공기를 정화하고 물을 여과, 정화하며 악취 나는 냄새를 제거하고 습기를 조절하며, 양이온이 많은 실내에 음이온을 증가시켜 공기를 맑게 하고, 가전제품에서 쏟아지는 전자파 위험을 완화시켜주기도 한다. 특히 숯은 온도상승에 따라 방출되는 유해기체가스의 원인인 화학물질을 흡착제거하는 역할을 하게 되므로 오염된 주거로 인하여 일어나는 질병과 환경오염을 모두 수용하고 해결 또는 개선할 수 있으므로 인간이 건강하게 살기 위한 주거공간오염의 위해를 막는데 필수적 천연소재가 될 것이다.

어떤 숯을 어떻게 놓을 것인가

주거오염 원흉인 화학물질의 흡착을 위해서는 상당한 양의 숯을 놓아야 할 것이며, 또한 화학물질의 방출은 적어도 5년 이상이나 지속되므로 일정기간이 경과하면 숯을 손질해서 교체하여야 한다.

숯이 가진 습기제거, 냄새제거, 암모니아 흡착 등의 기능은 저온 숯도 기능이 있지만 주거공간에 비치하는 숯은 포름알데히드도 흡착하는 고온 숯인 백탄을 놓는 것이 기본이라 할 수 있다.

고온 숯을 놓으면 음이온을 증가시켜서 양이온을 중화할 수 있기 때문이기도 하다.

평균 건물 한 평당 1kg이상를 기준으로 하여 습기와 냄새가 많은 싱크대 밑, 화장실, 가전제품, 신발장, 옷장, 거실, 침대 밑, 냉장고 속, 침실, 학생방, 다용도실, 화분이 많은 베란다, 세탁기 등 너절한 곳이 많은 뒷 베란다 등에 숯을 놓는다. 이렇게 꼼꼼히 챙기다보면 사실 평당 1kg도 부족한 것이다.

숯은 기준보다 많이 놓게 되면 바퀴벌레가 우선 나오지 않는다. 알레르기가 없어지고, 고층아파트에 키우기 힘든 화분이나 난(蘭) 종류도 잘 자라고, 전체적으로 화분이 싱싱하게 자란다. 숯이 좋다고만 듣고 숯덩어리 몇 개 거실에 놓는 것은 공간에 비해 큰 의미가 없는 것이다.

마루 밑에 공간이 있는 주택에는 마루 밑에 숯을 넣고 또, 신축가옥에는 숯을 대지에 매설하므로 영구적인 건강주택을 만들 수 있는 것이다.

● 밀폐된 주택의 오염방지는 환기가 먼저다

원래 한국의 주택은 환기라는 말이 필요가 없는 환경 속에 살았다. 숨쉬는 집을 지어 살았기에 창호지문에 입을 대고 불면 입김이 밖으로 나가고 또 나무문틀에도 틈새가 있어 자연히 환기가 잘되므로 주택의 실내라도 습기로 인하여 곰팡이나 진드기가 생기지는 않았다.

그리고 자연스럽게 나가고 들어오는 공기순환에 냄새걱정도 없었다.

더더욱 화학물질로 된 내장재를 전혀 쓰지 않았으니 유해가스가 방출할 리가 없었다.

그러나 현대주택이나 아파트는 고기밀성, 고단열성의 구조로 완전히 밀폐되어 있기 때문에 가족의 건강을 위해 환기를 해 주는 주부의 정성이 필수적이라 하겠다.

왜냐하면 전술한 바와 같이 습기와 냄새가 차고 화학물질로 인한 유해한 휘발성가스가 방출되기 때문에 하루에 몇 차례 20 ~ 30분씩 환기를 실천하여 습기와 결로를 막고 화학물질에서 나오는 냄새를 빠져나가게 하여야 한다.

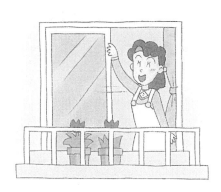

◉ 환기를 위한 문 열기

숯의 힘을 주거에 활용함과 동시에 환기하는 지혜가 꼭 필요한 것이다. 환기를 실천해야 한다는 것을 잘 알고 있으면서도 잊고 실천하기가 힘들고 어느 정도로 실내공기가 오염되었는지 판단하기도 어려운 것이다. 그래서 환기시점이 되면 환기예보가 되는 동시에 온도, 습도도 알 수 있게끔 된 기기가 이웃 일본에서는 판매되고 있다.

◉ 무심코 쓰는 전기모기향, 향을 다시 보자

요즘 모기향은 전기로 약품을 휘발시키는 방식으로 만들어져 병원대합실, 헬스클럽이나 화장실, 여관객실 등에서 자주 볼 수 있으며 거의 냄새도, 연기도 없기 때문에 사용이 편리하다. 이러한 편리성 때문에 대부분의 가정에서도 흔히 사용하고 있다.

살충제를 뿌릴 경우 고기밀성 주거에 틈새바람도 들어오지 않는 침실에서는 장시간동안 조금씩 농도가 높아져가게 된다.

이러한 피레트로이드(pyrethoid)계(系) 살충제는 경련이나 알레르기를 일으킬 가능성도 있다. 그런 장소에서 매일 몇 시간이나 자고 있는 것은 스스로 자신의 몸을 실험대상으로 하는 것과 같다 할 것이다.

전자모기향은 사용하기가 편리하지만 일정시간만 지나면 꺼지게 할 필요가 있으며 간난아이가 있는 방에서는 환기에 충분한 배려가 있어야 할 것이다. 이런 모기향을 태울 경우에는 환기를 잘 할것과 숯을 활용하면 효과적이다.

요즘 사찰이나 신도들이 가정에서 사용하는 향의 대부분이 중국에서 수입되고 있는 향인데, 유해성분이 많이 함유된 향도 있다고 한다. 계속 마시게 되면 폐암을 일으킬 수 있다고 한다. 향에 무슨 유해물질의 방출이 있겠는가 하지만, 밀폐된 실내에서 청정한 공간을 지키려면 충분히 주의하여 향을 사용해야 할 것이다.

04
숯을 물에 넣어 활용

🔵 수돗물도 광천수로

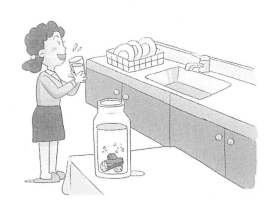

나무는 자랄 때 대지로부터 자기 성장에 필요한 광물성 영양분을 섭취하여 성장하기 때문에 미네랄 성분을 많이 함유하고 있다.

나무가 숯으로 구워지면 미네랄 성분의 2 ~ 3% 가량이 숯에 농축되며 고온에 구운 숯은 친수성(親水性)이 생겨 물에 잘 녹고, 수돗물에 숯을 넣으면 산성이었던 물이 미네랄이 녹아 약알칼리성 광천수가 되는 것이다.

더구나 숯에는 냄새제거나 유해물질 흡착효과도 있어 깨끗한 물이 되며 숯에서 방사하는 원적외선이 물분자를 가늘게 하고 용존 산소량이 높아져 좀처럼 물이 변질되지 않고, 용기에 담가 두어도 용기내벽에 물때가 잘 붙지 않는다. 이러한 약알칼리성으로 된 물을 마시면 전자수가 되어 체내흡수가 잘 되며 혈액이 깨끗해진다.

만드는 방법

① 숯을 우선 흐르는 물에 세제가 묻지 않은 수세미로 깨끗이 씻는다. 이때 세제 사용은 절대 금물이다.

② 10분 정도 숯을 물에 끓여서 소독을 한다.

③ 곧 불을 끄고 물이 잘 빠지는 용기에 건져 냉각시키고 서늘한 곳에서 말린다.

④ 숯을 수돗물이 담긴 용기에 넣고 냉장고에 하룻밤 정도 두면 맛좋은 약알칼리성 광천수가 된다.

⑤ 정화된 물은 수돗물의 소독제가 제거된 물로써 미생물이 번식하기 쉬우므로 2일 이내에 음용하는 것이 좋다.

⑥ 2주에 한 번 정도①②③을 반복하고 미네랄 습취는 3개월 정도까지는 가능하고 미네랄을 기대하지 않으면 계속 사용할 수 있다. 물 1 l 에 숯 50g 정도가 기준이다.

⑦ 고온백탄과 같은 단단한 숯이 좋다.

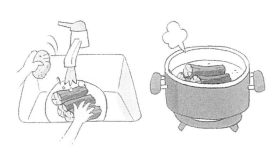
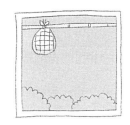

⬤ 세제(洗劑)없는 친환경 숯 세탁

검정 숯 덩어리를 세탁물에 넣고 세탁을 한다니 의아해 할지 모르지만 실제로 해 보면 세제를 넣지 않고도 하얗고 깨끗한 세탁이 되는 것을 알 수 있을 것이다.

이것은 잘 실천하면 주부의 작은 정성이 지구를 수질오염으로부터 구하는 선행이 될 것이다.

먼저 검정물이 나오지 않는 단단한 「참숯백탄」이나 「비장탄」을 발포 스티로폴 2개와 함께 망주머니에 넣어서 입구를 묶고 세탁기에 넣은 다음 소금 1 ~ 2 숟갈을 세탁물과 함께 넣어서 세탁하면 의외로 새로운 체험을 하게 될 것이다.

행굼은 1회로 마치되 숯을 넣은 채로 헹구고 될 수 있으면 그늘진 곳

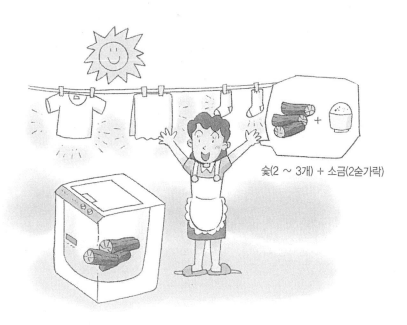

숯(2 ~ 3개) + 소금(2숟가락)

에서 말리면 좋다. 발포 스티로폴을 망 속에 넣는 것은 세탁물의 위에 뜨게 하기 위한 것이다. 심하게 찌든 셔츠의 목의 때나 양말, 소매 끝의 때는 세탁 후 그 부분만 비누로 빨면 된다. 세탁물을 좀 부드럽게 하려면 식초를 한 숟갈 넣으면더 효과적이다.

그러나 반드시 유의해야 할 것은 숯불구이 집에서 사용하는 저온 숯을 사용하면 안 된다는 것이다. 반드시 단단한 참숯 백탄을 사용하여야 하며 아주 단단한 비장탄이 제일 좋다 하겠다.

여기서 여러분들은 숯과 소금을 넣고 세탁하면 어떻게 때가 빠질까 하는 의심이 생길 것이다.

숯을 물에 넣으면 물의 분자집단(그라스다)이 작아지고 물이 활성화한다는 것은 앞에서도 설명했다. 그 이유로 섬유조직에 물의 침투가 잘 되게 된다.

그리고 소금에는 표백 및 살균효과가 있다. 흰 세탁이 될 것인지 걱정이 앞선다면 그 걱정은 접어두고 검탄, 백탄, 또는 비장탄인가를 먼저 확인해 보는 것이 중요하다. 고온의 백탄이나 비장탄은 많은 세탁경험을 통해 확인된 숯이기 때문이다.

소금의 종류는 천연 미네랄이 함유된 것이 좋으며 세탁기가 소금으로 입는 피해는 세탁기내의 세탁수중 소금의 농도가 0.01%정도이기 때문에 별 문제가 없다.

옥상에 설치된 물탱크의 정수에 숯은 큰 효과

아파트나 빌라의 옥상에 있는 물탱크는 정기적으로 청소하지 않아서 물이 오염되는 것도 사실이다.

사실 수돗물은 원수의 취수로부터 정수장의 정수과정, 또 녹 쓸고 노후한 수도관을 통하여 공급되고 있는 바 불순물이 많아 음용수의 적합성 문제로 불신의 소리가 높다.

더구나 공장, 축산, 생활하수 등을 여과 없이 배출하여 수질오염문제로 인하여 국가적인 비상이 걸린 상태이다.

이렇게 점점 오염도가 높아 가는 심각한 현실에서 집집마다 사용하는 수돗물을 정화, 개선하기 위해서는 먼저 각 단위별 저장탱크의 정화가 시급하다.

정수장에서 주입하는 소독제와 노후 배관 등에서 나온 녹물, 그리고 각종 오염물질을 제거하기 위해서는 숯을 이용하여 물탱크가 깨끗이 정화되어야 할 것이다.

따라서 물탱크에 정수용으로 숯을 넣어두면 수돗물의 염소성분도 제거하고 물도 마음대로 먹을 수 있고, 목욕물과 샤워용 물의 개선에도 크게 기여할 것이다.

숯을 식생활에 활용

쌀통의 쌀벌레 방지에 숯을

숯은 습기조절기능과 음이온이 발생하며 쌀벌레를 막고 변질이 되지 않게 한다. 쌀 20kg을 기준하여 직경 3㎝, 길이 10㎝ 정도의 숯(백탄) 2 ~ 3개만 넣어 두면 쌀벌레가 생기지 않는다. 물론 쌀벌레가 생기기 전에 넣는다. 쌀은 따뜻하지 않고 습도가 적은 곳에 보관하는 것이 좋다.

냉장고의 냄새제거에 숯

냉장고의 냄새는 의외로 강하다.

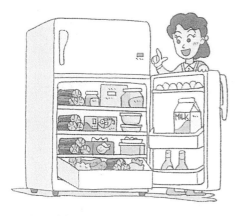

◎ 큰 냉장고에는 각층에 2개씩 숯을 넣는다.

이런 냉장고의 냄새를 없애기 위해서 냉장고용 탈취제가 시판되고 있다. 그것을 흔들어 보면 사각사각하는 소리가 난다. 무엇이 들었는지 궁금하게 여기겠지만 그 원료는 대개가 활성탄이다.

활성탄이라는 것은 숯의 흡착력을 더욱 강하게 한 것이지만 보통의 백탄에도 같은 효과가 있다. 직경 3㎝, 길이 10㎝ 정도의 숯 3 ~ 5개를 그대로 각 층에 나누어 넣어 두면 된다. 무명천에 싸서 넣어 두면 더욱 좋다.

냉장고 내에는 공기가 순환하고 있기 때문에 차가운 공기가 흐르는 곳에 숯을 놓도록 한다. 냉장고에 숯을 넣는 것은 냄새제거역할만 있는 것이 아니고 냉장고 내에 보관중인 음식물을 신선하게 오래 보관하는 역할도 한다.

● 야채박스에 숯이 있어 야채나 과일의 신선도가 오래간다.

식물의 잎이나 열매의 숙성을 빠르게 하는 기체로 「에틸렌 가스」라는 것이 있다. 그래서 키위, 바나나 등은 숙성하면서 단맛을 내지만 무, 배추, 상추 등은 빨리 상하게 한다.

숯은 야채 등을 빨리 상하게 하는 에틸렌가스를 흡착해 주기 때문에 야채박스 속에서 숙성이나 시드는 것을 멈추게 한다. 그래서 언제나 신

선한 야채를 보관할 수 있다

다만 숙성을 필요로 하는 멜론이나 바나나 등을
숯과 함께 놓아두면 숙성이 되지 않는다.

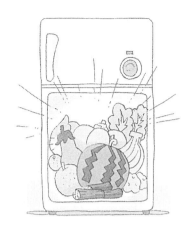

과일, 야채의 농약성분 제거에도 숯

과일이나 야채를 물에 담그고 숯을 넣어 15분 이
상 두면 과일이나 야채에 묻은 농약 성분과 유해한
불순물을 숯이 제거해 준다.

장독에 숯을 넣어 맛있는 장을 담근다

우리 조상들은 옛날부터 장을 담글 때 숯을 이용해 왔다.

숯의 다공질이 갖고 있는 불순물의 흡착력과 미네랄 성분이 장에 용
해되어 약알칼리화 된다.

과학적으로 증명되는 바와 같이 숯은 원적외선 방사로 고르게 장을
숙성시켜 맛있는 장을 만들며 음이온 효과와 방부효과로 장의 산화부
패와 벌레방지 역할을 하게된다.

이런 지혜는 최첨단의 과학기술과 식품공학이 발달한 이 시대에도
결코 빠뜨릴 수 없는 중요한 장 담그는 비결로 활용되고 있다.

🌑 과자, 김의 건조제로 숯을

여름 장마철이나 습도가 높을 때 과자나 김에 숯을 넣어 두면 눅진눅
진해지지 않는다.

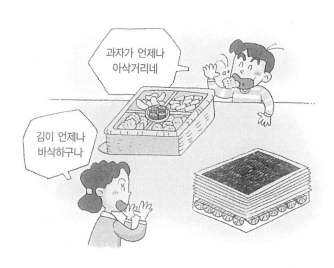

🌑 가스오븐렌지에 숯불구이용 숯을

가스오븐렌지의 그릴로 고기를 구울 때 보통은 그물·석쇠 밑에 물을
넣지만 여기에 백탄을 적당한 크기로 부수어서 넣고 고기를 구우면 물
을 사용할 때보다 잘 구워지고 가스만 사용했을 때와는 다르게 맛을
낸다.

아래로부터 숯 복사열이 올라오는 것을 느낄 수 있고 그릴 안이 마치
숯불구이 모습과 같아진다. 다 타 버리지나 않을까 하는 걱정은 전혀
없으며 구이의 연기나 고기 냄새도 숯이 흡착하게 되고 또한 고르게 구

워지며 맛이 달아나지 않도록 구울 때 나오는 진액이 숯에 거의 떨어지지 않는다.

구이가 끝난 숯은 그대로 두고 5 ~ 6회 사용할 수 있고 물을 넣을 때처럼 청소할 필요도 거의 없다.

숯으로 지은 밥은 맛있다

1993년 일본은 기록적인 여름철 냉해로 대흉작을 맞아 쌀 부족이 극심했다. 일본 정부는 그 대책으로 캘리포니아, 호주, 그리고 태국에서 많은 쌀을 수입하였다.

그런데 특히 태국 쌀은 일본인의 입맛에 맞지 않고 찰기도 없고 윤기도 없어 푸석푸석한데다 냄새까지 심하였다. 우리나라에도 나이드신 분들은 6.25동란이후 냄새나고 찰기 없는 안남미라 불리는 남방쌀을 먹었던 기억을 가지고 있을 것이다. 어떤 일본의 숯 전문가가 이 태국 쌀에 숯을 넣어 밥을 지어 보았더니 밥이 부드럽고 맛이 있었다.

게다가 태국 쌀 특유의 냄새도 없애주므로 쌀집이나 슈퍼마켓에서 쌀과 함께 숯도 팔게 되었다고 한다. 일단은 숯을 넣어서 취사를 하면 맛있는 밥을 지을 수 있다는 것이 확인된 셈이다. 그러면 밥이 왜 맛있게 지어졌을까? 숯에는 원적외선이 방사한다고 앞에서도 설명했다. 이 원적외선이 밥이 되는 온도에 따라 방사되어 그 효과로 쌀알 속까지 고르게 퍼져들어 밥이 되며, 더구나 숯에서 미네랄이 빠져나와 칼슘이 익는 과정에서 구수한 맛을 내기 때문이다. 또 숯이 밥물의 불순물을 제거하여 정화하기 때문에 밥맛이 좋은 것은 당연한 것이다.

취사방법은

수돗물을 정수할 때와 같이 숯을 먼저 물로 씻고 끓는 물에 소독한 뒤 말려서 사용한다. 쌀의 물 조정도 보통 때와 같게 하고 쌀 3홉에 직경 3㎝, 길이 5㎝ 정도의 숯 하나를 넣고 밥을 하면 된다. 숯은 백탄, 대나무숯 등 딱딱한 것이 좋다.

한 번 사용한 숯은 물에 잘 씻어서 통풍이 잘 되는 장소에서 하루정도 말린다. 또 10회에 한 번 쯤은 끓는 물에 소독한 후 건조시켜 사용하면 효과가 계속된다. 숯을 넣었을 때 덤으로 얻는 효과는 밥이 약간 탔을 경우에도 탄 냄새가 전혀 나지 않는다는 것이다.

● 보온밥통에 둔 숯이 밥의 산화를 막는다.

다음 식사를 위해 남은 밥을 보온밥통에 넣어두었을 때나 찬밥을 보관할 때도 숯 하나를 넣어두면 탁월한 효과를 볼 수 있다.

밥통에서 밥이 누렇게 된다거나, 냄새가 난다거나, 푸석푸석해진다는 것은 열을 가한 음식물이 일정한 시간을 지나면 산화(酸化)해간다는 증거이다. 숯은 그 산화도 막아주고 냄새도 흡착한다. 가정에서는 물론이고, 대형음식점이나 집단급식소에서도 남은 밥을 보관하는데 사용하면 아주 편리하다.

● 튀김솥에 숯을 넣어 바삭바삭한 튀김요리를 즐긴다

튀김 요리를 할 때 열을 가하기 전 잘 건조된 숯을 넣고 음식을 튀기면 숯의 원적외선 효과로 열이 빨리 전달되고 튀김재료의 깊은 속까지 골고루 튀겨져 씹을 때 바삭바삭하고 색상도 고와진다.

기름에 함유된 불순물도 숯이 흡착하고, 또한 숯을 넣은 기름은 산화가 늦어지기 때문에 기름도 오래 쓸 수가 있다.

사용하고 남은 기름에 새 숯을 넣어두면 산화가 늦어진다. 그러나 주의해야 할 것은 튀김에 사용한 숯은 재사용할 수가 없다.

그리고 열을 가한 튀김기름은 산화가 빠르며 많이 먹게되면 과산화지질이 체내에 쌓여 혈관 내벽에 붙어 혈행을 나쁘게 하고 동맥경화를 일으키는 요인이 된다. 동맥경화가 생기면 뇌졸증이나 신부전증 등 무서운 성인병의 직접적인 원인이 되기도 하고 노화의 원인도 되므로 오래된 튀김기름을 사용한 치킨은 과산화지질 덩어리이므로 먹지 않는 것이 좋다.

김치통에 숯을 넣어 선도가 오래가게

숯을 김치통에 넣으면 빨리 시어지지 않고 신선도가 오래 지속된다.

물김치에 넣으면 숯 속에 있는 미네랄이 용해되어 광천수 김칫국이 되면서 불순물도 여과하기 때문에 김치맛도 좋아진다. 물김치 맛은 물맛이 좌우하기 때문에 염소냄새가 나는 수돗물을 쓰지 말고 정수된 물을 권한다.

찻(茶) 물도 숯을 넣어 끓인다

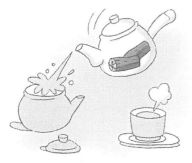

찻물이나 커피 물을 끓일 때 숯을 넣으면 차맛이 더욱 부드러워지고 깊은 맛이 난다. 옛날부터 약탕물을 숯으로 정화해 사용해 왔던 것은 잘 알려진 사실이다.

그 이유는 숯에서 미네랄이 용해되고 냄새도 제거되며 각종 찻물 속의 불순물도 흡착, 제거하기 때문이다.

숯으로 여과한 술이 주당을 사로잡고 있다.

국내 주조회사 중의 하나인 (주)진로는 「참 眞 이슬 露」 소주의 제조 공정에 대나무 숯으로 2차에 걸쳐 물을 여과하여 잡스런 맛과 불순물을 제거하여 마실 때 깨끗하고 순한 느낌의 소주를 개발하여 소주시장을 석권하고 있다.

이것은 다공체인 숯의 정수능력을 활용한 것이다. 특히 대나무 숯은 다공체의 표면적이 1g당 약 300㎡(약 90평)인 일반숯에 비해서 대나무 숯은 1g당 약 700㎡(약 210평) 정도이므로 불순물의 흡착, 탈취효과가 훨씬 높다.

이래서 이 회사는 주조공정에 여과력이 월등한 대나무 숯을 이용하여 깨끗한 술을 만들 수 있었던 좋은 아이디어로 인기를 롱런하고 있다.

일본의 산토리주조회사가 1998년 전통기술에서 힌트를 얻어 대나무

숯 여과방법의 순 일본식 양주 위스키인 젠(膳)을 만들었다.

이 "젠"은 유럽풍의 위스키와 달리 맛이 부드럽고 입맛이 당기는 은은한 맛과 개운한 뒷맛 등의 특징 있는 위스키이다. 이 맛을 내기 위하여 섭씨 700도에 구워진 대나무 숯을 최적온으로 선정하여 이 맛을 내게 하였다. 섭씨 650 ~ 700도의 온도는 전도성을 갖게 하고 흡착성 등이 크게 변하는 변위점 (變位点)의 온도가 되어 대나무 숯의 질에 큰 영향을 주는 분기점이 됨으로서 위스키의 미묘한 맛을 결정한 것이다.

먼저 흡착력이 좋은 활성탄을 사용해보니 향이나 맛까지 제거해 버려 단지 알콜맛 밖에 없게 되었던 것도 좋은 경험이었다고 한다.

위스키를 숯에 여과한 미국산 술은 '쟈크다니엘' 로 알려져 있으며 이 술은 증류직후의 원주(原酒)를 단풍나무 숯 층에 통과시키고 나서 저장하는 제법으로 독자적인 원숙한 풍미를 지닌 위스키라고 한다.

06

자면서 건강 찾는 숯활용

숯 제품의 활용방법

'잠이 보약이다' 라는 말이 있지만 사람의 건강도 밤에 이루어진다. 건강하게 사는데 수면이 그 정도로 비중이 크다는 것이다.

숯은 우리의 몸을 치유하는 환원작용을 하는 데 자는 시간이 주로 활용되며 〈숯 침대〉, 〈숯 매트〉, 〈숯 베개〉는 아주 좋은 도구라 하겠다.

우리는 숯의 여러 가지 효과를 자는 시간에 이용하면 많은 생명에너지를 충전하여 피로를 풀고 상쾌한 아침을 맞이 할 수 있다.

이와 같은 효능을 발휘하려면 침구제품으로서 적어도 몇 가지 기준에 도달한 숯을 사용한 제품이라야 한다.

① 고온에 구운 백탄이라야 한다.(전도성확보, 전자파피해의 감소능

력, 수맥차단, 음이온의 발생, 원적외선의 높은 방사률)

②숯의 다공체 표면적이 많아야 한다.(냄새, 습기 흡착력)

③부딪히면 금속소리가 날 정도로 단단하고 강한 강도를 지니면 좋다.(돌덩어리 같은 숯의 입상화가 무거운 체중을 감당해도 분말이 잘 되지 않는다)

④탄소함량이 높아야 한다.

⑤물에 가라앉을 정도로 무거운 숯이면 더욱 좋다.

이와 같은 숯침구제품은 숯의 기본효능을 살릴 수 있는 통기성을 갖추어야 하며 통기성을 제한 받는 비닐백에 넣는다거나 방수재질로 덮어서 가공한 것은 피하는 것이 좋다.

그러면 왜 노인과 환자는 숯침대나 숯베개가 더 필요하다고 하는 것일까?

사람은 나이가 들면 대사능력이 떨어지고 세포의 산화가 빨라져서, 세포가 되살아나는 환원작용이 약해지므로 산화와 환원작용이 균형을 잃게 되는데 이것이 노화인 것이다.

숯은 탄소덩어리로서 우주 공간의 자유전자를 유도해 끌어 모으고 축적해서 에너지가 부족한 곳에 공급하는 역할을 하기때문에 우리의 몸이 균형을 잃을 정도로 에너지가 부족하면 숯으로부터 보충받을 수 있다.

그렇기 때문에 항상 좋은 숯 제품을 신변 가까이 활용하면 전자에너지를

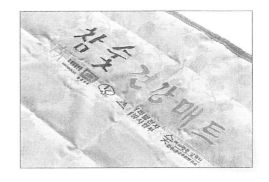

받아 산화를 막고 노화를 늦출 수가 있는 것이다.

　더욱이 환자나 노인은 젊은 사람들과 달리 자연 치유력, 병의 면역력이 저하되어 있기 때문에 주위의 환경을 정화하여 유해한 물질과 악취, 습기, 전자파 등이 제거된 공간에서 살아야 한다.

　그래야만 노화의 지연과 병의 쾌유를 기대할 수가 있다. 그 대책이 숯제품을 몸주변에 가까이 두는 것이다. 특히 노인이나 투병생활을 하는 사람은 신변에 밀착한 전기제품(전기카페트, 전기면도기, 전기요 등)은 사용하지 말아야 한다.

　그동안 숯제품을 사용한 사람들의 신비한 체험을 요약해 보면 다음과 같다.

　① 여름에는 축축하지 않고, 가슬가슬하며, 겨울에는 따뜻하여 숙면이 잘 되었다.
　② 자율신경의 밸런스를 잡아주어 정신적인 안정을 주었다.
　③ 냉증, 요통, 어깨통, 천식 등이 자는 동안에 개선되었다.
　④ 깨끗한 공기를 느낄 수 있었다(오염된 공기는 피부도 긴장한다).
　⑤ 눈의 피로, 코 막힘, 비염, 목 등의 아픔이 개선되었다.

🔘 숯 침대

　피로회복에는 오랜 수면시간이 필요하다는 속설은 잘못된 것이다. 결코 수면시간과 피로회복도는 비례하지 않는다.

　건강한 사람이라면 짧은 수면으로 피로가 금방 회복되지만 노인이나

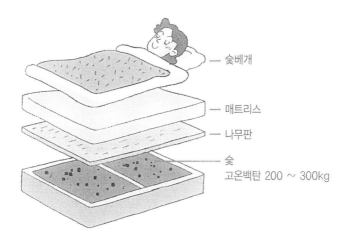

숯베개

매트리스

나무판

숯
고온백탄 200 ~ 300kg

○ 몸의 깊은 곳까지 따뜻한 숯침대의 원적외선 온열효과와 음이온의 발생, 땀의 흡수, 탈취, 공기정
화 등으로 놀랄만큼 깊은 숙면으로 다음날 머리가 산뜻하고 몸도 가볍다.

환자는 하루 종일 꾸벅꾸벅 졸기도 한다.

오랜 수면시간을 필요로 한다는 것은 신체에너지가 저하되었다는 뜻
이다. 건강한 사람도 하루 일이 끝나면 피로가 쌓여서 환자나 노인에
가까운 상태가 된다.

이것은 식사와 수면으로 회복하는데 이때 숯 침대를 사용하면 그 회
복속도가 빨라진다.

침대의 소재는 목재가 가장 좋다.

숯은 고온에서 구운 단단한 「참숯 백탄」이나 「비장탄」이 좋으며 빈
틈없이 꽉 채우는 것이 이상적이며 백탄은 200㎏정도면 충분하다.

외국에서는 숯 침대의 효과를 많은 사람들이 체험하고 있다. 그러면
어째서 숯 침대나 숯 제품에서 자면 숙면할 수 있는 것일까?

그것은 숯이 갖고 있는 음이온의 공급과 원적외선의 효과로 우리 몸의 모세혈관이 열리고 혈액순환이 원활해지기 때문이다.

모세혈관이 열린다는 말은 편안해진다는 뜻이며 몸의 구석구석까지 산소나 영양소가 잘 운반되면 혈액순환이 잘 이루어지기 때문에 신진대사도 촉진되는 것이다. 따라서 우리는 숙면할 수가 있는 것이다.

숯 침대는 침구로서는 결정판이지만 가격이 비싼 것이 흠이다. 굳이 숯 침대를 구입할 필요 없이 기존의 사용 중인 침대 밑에 백탄으로 공간을 꽉 메워서 넣는 것도 좋은 방법이며 경제적인 숯 침대라 하겠다.

● 뇌신경 안정을 돕는 「숯 베개」

'베개의 선택이 건강의 선택' 이라는 말이 있다. 베개의 좋고 나쁨이 수면의 쾌적함과 깊은 관계가 있다는 뜻일 것이다. 중요한 머리 부분에 직접 닿는 것이기 때문에 그 선택은 매우 중요하다.

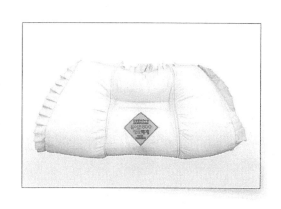

숯 베개는 불면에 효과가 있는 도구만이 아니고 어깨 결림, 요통, 두통, 신경통, 눈의 피로, 백내장, 고혈압, 협심증 등 심장병에도 큰 효과가 있다는 것이 확인되었다.

베개는 잠잘 때 베는 도구만이 아니라 직접 아픈 곳에 대어서 외용으로도 활용할 수 있다. 요통의 경우라면 허리에 숯베개를 사용하고 간단한 운동을 한다. 숯의 파동에너지가 진통효과를 줄 것이다. 이런 효과는 원적외선의 온열효과와 통증 부위에 음이온이 공급되어 얻는 결과로 생각된다.

숯 베개의 감촉은 시원하고, 상쾌할 뿐만 아니라 원적외선의 효과로 후두부나 목 근육, 어깨가 따뜻하여 자리에 누우면 곧 깊은 잠에 들게 된다. 숯 베개에 사용된 숯은 고온에 구운 단단한 백탄이기 때문에 일정한 분쇄를 하면 알맹이로 된 입상이 된다.

요즘 시중에 숯베개라는 이름으로 프라스틱 파이프를 잘라서 넣은 베개를 보았는데 숯베개는 백탄이 들어있는 베개가 숯베개다. 평소 부드러운 베개를 사용하던 사람은 처음에 조금 딱딱한 느낌을 받겠지만 일주일만 지나면 습관화되어 아무렇지도 않게 된다.

베개의 높이는 너무 높거나 낮으면 목뼈를 휘게 하므로 보통 체형의 경우 여성은 4 ~ 5cm, 남성은 5 ~ 6cm가 표준이다(고침단명 : 高枕短命). 목뼈(경추)가 휘면 목 결림, 어깨 결림, 허리 결림, 두통 등이 생기기 쉽다. 베개 사용시 얼굴의 각도는 5도를 이루는 것이 좋다.

요즘은 베개가 단순한 머리를 받치는 도구로서가 아닌 인체골격구조에 맞는 숯베개가 개발되고 있으며 최근 한국발명상을 받은 이 숯베개는 구조가 누웠을 때 목 부분을 높이고 머리뒷부분을 낮게 설계되고 양옆으로 누울 때를 고려하여 목 부분보다 높게 설계되어 옆으로 누웠을 때의 어깨 폭을 배려한 인체과학적 베개도 시판되고 있다.

마이너스 이온발생

냄새제거

습기제거

온열효과

후두부의 경혈자극

숯은 적당한 경도(硬度)가 있기 때문에 숯베개는 후두부의 경혈에 적당한 자극을 가할 수 있다.

후두부에는 풍지(風池), 뇌호(腦戶), 옥침(玉枕)이라는 경혈이 있는데 이 경혈이 자극을 받아 불면, 두통, 고혈압, 눈이나 코에서 나타나는 여러 증상이 완화된다.

🔘 숯 매트

'숯 매트'는 본래 여러 경우의 장애자, 즉 중풍, 반신불수, 교통사고 등으로 인하여 자리에 누운 채 생활하는 사람이나 오랜 병원생활을 하는 사람, 장년, 노인들의 건강생활을 크게 돕는 제품이다.

자리에 누운 채 꼼짝 못하는 환자들은 대개 누워서 생활하기 때문에 혈액순환이 좋지 않다. 그렇지만 숯 매트를 사용하면 혈색이 좋아지고, 환자주의의 습기, 냄새 등을 제거할 수가 있다.

숯에는 뛰어난 습기제거 효과가 있다. 침구 위에 습기가 차지 않는 것은 바로 이 때문이다. 보통 사람이 하루 밤 취침 시 방출하는 땀이 물 1~2컵이라니 침구가 축축해지는 것은 당연한 것이다.

"숯 침대나 숯 매트에서 자면 완전히 숙면할 수 있는 것은 숯에 환원작용이 있기 때문이며 인체의 산화물을 제거해 주기 때문이다. 전기모포나 전기카페트를 사용하는 경우에는 수면 중에 내장이 휴식을 취할 수 없어 체내의 산화를 촉진하고 신경 이상도 초래할 수 있다"고 일본의 마끼우지 다이도우 의학박사는 말하고 있다.

그래도 추위를 이기기 힘들어 전기담요를 사용하고 싶을 때는 몸에

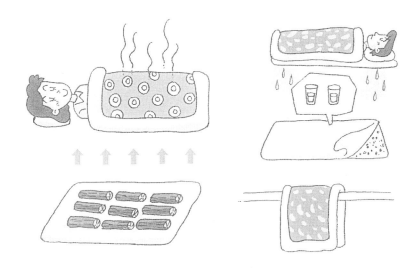

◎ 인간은 잠자는 사이에 컵 1 ~ 2잔의 땀을 방출하며 숯을 넣은 매트는 훌륭하게 땀을 흡수하고 쾌적한 수면을 제공해준다.
누워서 생활을 하는 분이나 노인, 수험생에게 최적격이며 1주일에 한 번씩 그늘에 말려서 다시 사용한다.

직접 닿지 않도록 위에 숯 매트를 깔아야 한다.

숯 매트를 사용한 사람들로부터 앙케이트를 받았던 바 냄새 제거효과는 백퍼센트 있었다고 하는 회답이 있었고 70퍼센트 가까이가 잠자리가 좋아졌으며 몸이 따뜻해졌다고 회답하고 있었다. 혈압이 정상화된 사람도 있었다.

더욱더 고령화 사회가 되어가고 있는 현실에서 숯 매트는 현대인의 생활에 큰 역할을 차지할 것을 믿어 의심치 않는다.

물론 건강한 일반인한테도 이 숯 매트와 숯 배개는 자면서 건강을 찾는데 필수적 용품이다.

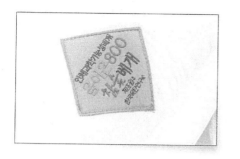

숯베개와 숯매트는 일주일에 한번씩 그늘에서 말려주는 것이 좋다. 햇빛에 건조하면 자외선의 영향으로 숯 다공체 속에 있는 유익한 미생물이 사멸할 수 있기 때문이다.

화제의 음이온 숯 매트와 숯 베개

기존의 숯 매트의 음이온 방출이 이온테스터기로 관찰해보면 통상 cc당 70개 미만임을 감안할 때 평균 음이온이 인체에 적합하다는 cc당 800 ~ 1000개가 발생하는 새로 개발된 숯 매트와 베개가 화제가 되고 있다.

이와 같은 인체최적합량의 음이온이 발생하는 숯 침구류는 매일 숲에서 잠자는 것과 같은 효과라 할 수 있다.

음이온의 효과는 본서 4장 숯의 기본적 효능에서 설명한 바와 같이 예방의학의 원점이라 할 정도로 오늘날 오염시대의 건강생활을 위한 출발점이기도하고 음이온지수가 건강환경의 기준이기도 하다.

건강회복의 최적지는 바람이 살랑거리는 숲속, 폭포와 계곡의 환경이며 바로 거기가 음이온 우세지대이기 때문이다. 이 매트와 베개는 숯 자체만으로 미달되는 음이온 발생량을 증폭시킨 제품이다.

숯 방석

사무실에서 하루 종일 앉아서 근무하는 사람이나 자동차에 앉아서 오랜 시간 운전하는 사람 등 앉아서 생활하는 사람들은 '숯 방석'을 활용하는 것이 좋다.

숯 방석은 음이온을 발생시켜 심신을 안정하게 하여 혈압과 맥박을 정상화하며 정신을 맑게 하여 집중력을 향상시켜 주기 때문이다.

특히 자동차 안처럼 밀폐되고 제한된 공간에서 오랜 시간 앉아서 활동하는 사람은 숯의 기본 효과인 공기정화, 냄새제거, 습기제거와 원적외선방사, 음이온발생 같은 요소들이 더욱 필요해진다.

또한 치질이 심한 사람이 사용하면 방부효과, 습기제거, 불순물과 병독의 흡착, 제거효과로 증상이 훨씬 좋아진다.

늘 앉아서 생활하는 운전기사, 사무기기 종사자, 수험생, 문필가, 봉제사 등은 꼭 필요한 필수품이라고 생각한다.

그리고 종교인들, 기공, 명상, 단전호흡 등을 수련하는 사람들은 음이온의 공급으로 뇌신경이 안정되어 집중력을 향상시킨다.

● 숯 안대

눈이 늘 피로하거나 불면으로 고생하는 사람은 '숯 안대'를 사용하여 안정과 피로회복을 할 수 있다.

오랜 시간 책을 읽거나 텔레비전을 시청하거나, 컴퓨터나 게임기 등의 사용으로 피로에 쌓이고 불면에 시달리는 사람들은 양이온과 피로물질을 제거함에 숯 안대를 이용하여 개선해 주어야 한다.

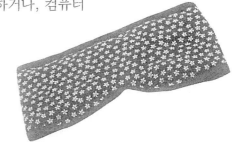

눈이 피로회복이 되면 혈압의 저하에도 도움을 준다. 눈은 뇌에 가까운 곳에 많은 신경이 연결되어 있기 때문에 눈의 피로는 곧장 뇌에 전달되는 것이다.

피로를 느끼는 뇌는 스트레스 신호를 온몸에 보내 혈관을 수축시켜 혈압을 오르게 하기 때문에 이를 방지하려면 눈의 피로를 막아야 하는 것이다.

🌑 숯목보호대

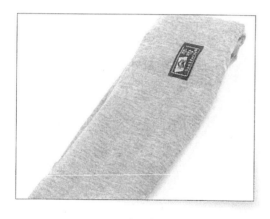

목을 많이 사용하는 국악인, 성악가, 가수, 아나운서, 정치인, 연사 등은 목의 아픔이나 목부음으로 고통을 받아 음성이 변해서 활동에 지장을 받을 때가 많다. 또한 목감기나 기관지 천식 등으로 아픔을 느낄 때 숯목보호대는 원적외선 효과로 환부의 혈액순환을 돕고 따뜻함을 주기 때문에 빠른 회복을 돕게 된다.

전주의 국악연수생들이 숯목보호대를 자주 찾는 것도 효과를 보는 사례가 아닐까 한다.

🌑 숯 마스크

사스(SAS : 중증급성호흡기증후군)가 세계를 뒤흔들고 있을 때 숯 마스크는 공기의 정화, 감염물질의 예방을 위해 그 역할을 다 하고 있다. 물론 숯 마스크도 여러 종류가 있는 바 숯을 넣은 방독마스크의 수준에는 못 미치지만 적어도 95%정도 예방가능한 숯 마스크를 가정건강용품으로 준비할 필요가 있다고 보여진다.

착용전 목초액 스프레이를 한번 뿌려주면 더욱 효과적이다.

◉ 불면해소와 아침이 가뿐한 죽초시트

숯매트와 숯베개의 사용과 함께 발바닥의 용천경혈에 죽초시트를 붙이면 발이 따뜻해지면서 잠자는 사이에 채내노폐물과 수독이 빠지면서 푹 잠들게 하고 아침에 일어나는 몸이 한결 가벼워진다. 이 시트는 대나무로 숯을 구울 때 나오는 연기를 냉각시킨 액체를 정제후 분말화시켜 시트상으로 만들어진 것으로 발에 붙이는 건강용품으로 효과 보는 분들의 체험증언이 많은 숯 용품이다.

07
미용·식기류·의류에의 활용

미용과 스킨케어의 숯활용

숯의 흡착력을 이용하여 모공의 노폐물과 피부지방, 오염물질, 화장독 등을 흡착하여 깨끗한 피부를 복원시키고 천연미네랄을 공급하는 효과와 원적외선 효과도 함께 응용된 샴푸, 비누, 얼굴팩, 타올도 제품화되고 있다.

식기류에 숯을 활용

숯의 원적외선방사효과를 응용하여 점토와 혼합한 밥솥, 구이판, 뚝배기, 약탕기, 국솥, 장독, 김칫독 등으로 활용되어지고 있다.

의류제품에 숯을 활용

숯의 항균, 방습, 탈취, 원적외선, 음이온발생을 이용한 팬티, 양말, 조끼, 모자, 신발깔창, 솜, 이불 등이 응용되고 있다.

숯을 통한 정신세계를 추구하는 炭道의 작품세계

다도(茶道), 서도(書道), 향도(香道)와 같이 숯을 활용한 예술적 세계
를 추구하는 탄도인(炭道人)들의 작품활동이 늘고 있다.

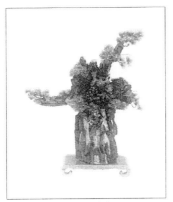

◎ 죽향화 숯공방 양정자 회장 작품

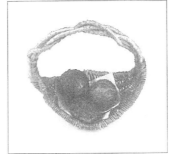

◎ 양파 숯

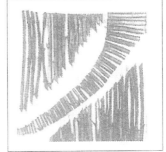

◎ 일본 가나마루 마사에(金丸正江)
작품 "力"

09

악세사리와 보석가공에 숯활용

비장탄의 단단한 성질을 활용하여 만든 목걸이, 팔찌, 페난트, 이어링, 핸드폰걸이, 108염주, 단주, 합장주, 도장, 저분받침, 요실금기구, 여성자궁청결구, 숯침, 부롯찌, 타워스링, 반지 등이 있는데 숯을 세공하여 만든 악세사리가 신변의 정화, 혈액순환 등에 효과가 있으므로 준보석품으로 취급되고 있어 다소 고가로 판매되고 있다.

또 대나무 숯의 특성을 활용한 악세서리도 요즈음 많이 제작되고 있다.

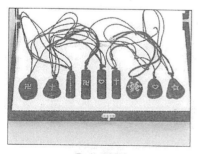

◎ 숯 목걸이

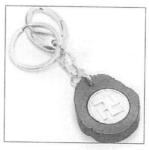

◎ 숯 열쇠고리

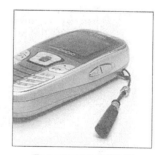

◎ 숯으로 만든 핸드폰 줄

의료시설에서 숯활용

　병동건축시의 탄소매설과 벽체, 천정, 바닥재, 벽지, 병실내 숯놓기 등 숯자재를 채택하여 환경친화적 병원을 건설함으로서 병실내의 환경개선과 환자에 있어서 공기가 주는 눈에 보이지 않는 치유의 효과를 높이는 병원이 늘고 있다. 병실에 숯을 놓는다는 것은 자연 속의 숲을 옮겨 둔 것과 같은 효과가 있기 때문이다.

　숯은 공기를 정화하는 힘, 습기와 냄새를 제거하는 효능 등이 있어 숲에서 많이 존재하는 음이온을 발생함으로 산림속의 숲이하는 역할을 발휘하고 있는 것이다.

　늘 누워서 투병하는 환자에게 숯 매트는 등창, 욕창 등의 치유와 방지에도 도움이 될 것이며 기가 빠진 환자에게 기를 충전하는 효과도 있다. 병원에 와서 병이 더 악화되었다는 우스개 말이 없게 하려면 병동의 환경개선이 시대적 요청이 된 때가 된 것 같다. 뜻있는 의료인들 중에는 숯을 활용하여 병원을 운영하고자 하는 분들이 늘어나고 있다.

11
사찰과 수도시설의 숯활용

예부터 절터부지에 숯을 묻었던 사례는 합천해인사, 금산사, 불국사 등의 기록이 있다. 이는 사찰의 건물, 경전, 불구 등의 보존적 의미도 있지만 토지의 지기를 높여 수도와 참선의 장을 보다 정진도량으로 만들려는 의미도 있는 것이다.

토지에 탄소매설을 함으로서 지자장의 안정과 음이온이 지표면으로 상승함으로서 심신의 안정과 지상의 모든 물질의 부패를 막는 역할을 하게 된다(목조건물, 벽화, 경전, 불구 등)

국내의 몇 사찰(진천보탑사, 안동평화사)에서 사월 초파일에 불전에 올린 수박을 동지에 나눠 먹었다는 이야기가 있듯이 탄소를 매설하게 되면 그 지상의 모든 물질에 방부효과가 있는 것이다. 마왕퇴고분의 유체가 부패하지 않았다는 것도 좋은 예가 될 것이다.

그리고 목조사찰로 된 산사는 세월의 풍우에 훼손을 막기 위해 법당,

마루 밑의 비어 있는 공간에 숯을 넣어서 습기를 조절하고 냄새제거와 건물훼손을 막으며 수도참선의 도장에 기를 높이는 데에도 숯이 애용되고 있다.

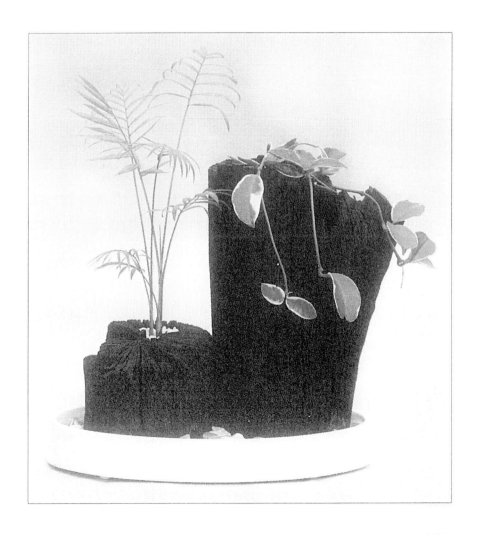

12
숯을 활용한 건강주택자재

　건축자재가 건강한 주거생활에 위협을 주는 건자재로 인식되어 심각한 사회적 문제가 되고 있다. 생산하기 편리하고 외양이 좋고 값도 싸게 대량생산 할 수 있는 화학제품건자재에 의존하다 보니 유해한 화학물질이 오랜 기간 방출되고 주택이 고기밀성 구조가 되니 주거가 원인이 되는 질병이 생기게 된 지경에 이르게 된 것이다.

　어떻게 하면 환경친화적 소재를 사용하여 건강주택을 지을까 하는 노력이 계속되고 있다. 그 한 방법으로서 천연소재로서의 다양한 효능을 가진 숯이 건축에 활용할 수 있음이 밝혀짐으로서 건자재개발에 폭넓게 이용되고 있다.

　활용의 사례를 보면 벽체공사시 시멘트재료와 숯가루를 배합하여 시멘트 독을 감소시키는 벽체공사 활용법을 비롯하여 천정제, 숯벽지, 숯초배지, 숯장판, 숯배합바닥재, 숯페인트(헬스코트), 숯배합몰탈공사,

마루바닥조습용숯깔기 등 건축자재전반에 활용되고 있다.

유해화학물질의 방출이 없는 건강주택을 만들려는 노력이 계속되는 한 숯의 수요는 날로 증가할 것이다.

21세기는 주거의 개념이 건강주택으로 이미 가고 있다. 앞서가는 주택사업자들은 아파트의 분양광고에서부터 유해화학물질의 방출이 없는 건자재사용을 선전하기 시작했고 정부도 다중이용시설관리규정을 입법화하여 유해화학물질방출을 관리감독하게 되었다.

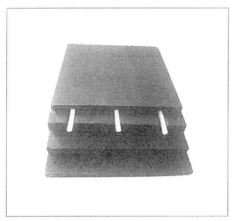

◉ 블랙톤(온돌 바닥용)

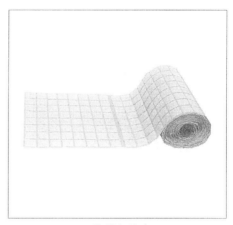

◉ 참숯 벽지

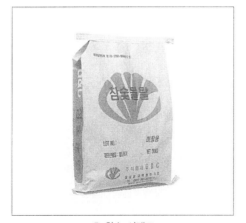

◉ 참숯 시멘트

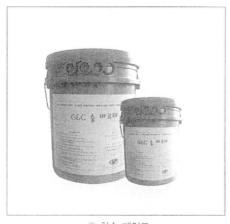

◉ 참숯 페인트

13
숯의 힘으로 영구적 건강주택만들기 (탄소매설)

● 탄소(숯)매설은 건축대지에 자장을 높이는 수단이다

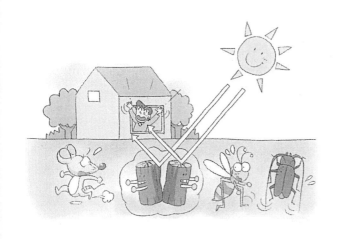

탄소매설이란 문자 그대로 숯을 땅속에 묻는 것이며 탄소의 특성을 이용해서 에너지와 기가 열세한 땅을 자장이 높은 우세한 땅으로 바꿔놓는 기술이다.

탄소는 특성상 우주공간의 에너지(전자)를 유도하고 축적해서 전자가 부족한 곳에 에너지를 공급해 주는 성질을 갖고 있다.

이 특성을 活用하기 위해서 대지에 숯을 매설함으로서 자연계에 무수히 있는 우주에너지를 이용해서 그 위에 살아가는 사람, 동물, 식물, 모든 물질 등의 산화를 막고 생장을 도우며 물질이 오래 보존되게 하며 사람에게는 노화를 더디게 하고 수맥을 차단하게 하여 건강하게 살 수 있는 터전이 되고 쉽게 병들지 않는 공간 환경을 만들어낸다. 즉 우주에너지 증폭장치라고도 말 할 수 있는 지구에너지 부활법이다.

숯이 가진 탄소의 성질을 이용해 인간의 지혜로 좋은 토지로 변화시키는 것이다.

왜 지구상의 토지는 우세지와 열세지가 있을까

지구는 시속 1700km라는 놀라운 스피드로 회전하고 있는데 남북(南北)으로 작용하는 자력선과 동서(東西)로 작용하는 전기력선이 교차하는 장소에 전자장에너지가 발생하고 있다. 즉 자장이 발생한다.

대지의 전기력을 높이면 함께 자력도 높아지므로 전자력이 높은 곳, 즉 기(氣)와 에너지가 강한 곳이 된다.

그 위에 살고 있는 인간을 비롯한 동물, 식물, 건조물도 모두 큰 영향을 받게 된다. 또 지구의 표면에는 산, 계곡, 하천, 바다 등 오목 볼록형태로 되어 있어 이 변화에 의해서 지구가 가진 자력의 강도도 일정하지 않게 되는 것이다.

따라서 자력이 강한 장소(우세지대 : 치유의 땅)와 약한 장소(열세지대 : 氣가 마른 땅)로 나누어지고 있다.

문자 그대로 우세지대는 자장이 높고 기세가 점점 왕성하게 되는(환원) 토지이고, 반대로 열세지대는 자력이 약해서 기(氣)가 마르고 에너지가 점점 없게 되어 물질의 기세가 쇠퇴(산화)되는 토지를 말한다.

옛부터 농작물이 잘 되는 땅을 상답(上畓)이라고 하고, 작물의 성장이 부진하고 수확이 잘 안되는 땅을 하답(下畓)이라 했다.

그리고 이사하고 3년을 넘기기가 어렵다는 말이 있듯이 환자가 많아지고 병이 낫지 않고 악화되며 우환이 끊어지지 않고 1년에 암 환자가 한집에서 3명이 생겼다는 보도를 들은 적이 있는데 이런 현상은 주거가 토지하고도 관계가 있는 것 같다.

사람들은 장소를 옮겨가면서 일상생활을 하지만 소, 돼지, 닭, 작물은 사육장이나 재배지의 동일 장소에 있게 되기 때문에 열세지대의 영향을 많이 받게 된다.

그래서 동물사육장뿐만 아니라 논과 밭, 또는 시설재배농업을 하는 곳에서 탄소를 묻어 우세지대를 만드는 전자농법이 늘어나고 있는 것이다.

● 물질도 사람도 산화되지 않는 장소를 만드는 매탄(埋炭)

전도성이 높은 고온에 구운 숯은 자유공간의 전자를 모으는 힘이 있다.

일정한 장소에 탄소매설을 5개소 또는 9개소에 하게 되면 지구가 돌고 있는 한 원심력에 의해 자장세력이 서서히 넓어지고 시간의 경과에 따라서 큰 원을 그리는 형태의 일정범위까지 넓어진다. 그것도 평면이 아니고 입체적으로도 영향을 미친다.

그 증거로 탄소를 매설한 곳에 철봉을 꽂아놓으면 시간의 경과와 함께 자석이 되어버린다.

즉, 생명체나 물질이 산화하기 어려운 곳이 되고 또 물질이 오랫동안 산화하지 않게 된다.

그 좋은 예가 중국 마왕퇴 고분 1호묘로써 대후부인의 유체가 2100년동안 그대로 보존된 것은 탄소매설의 지혜인 것이다.

전자는 높은 곳에서 낮은 곳으로 흐른다. + 전위가 높은 곳에 가면 전위차(電位差)에 의해서 − 전자가 몸에 들어와 피로가 회복되는 것이다.

전자라는 것은 늘 밀도의 높은 방향으로부터 낮은 방향으로 흐르는 성질(電位差)을 갖고 있기 때문에 전자밀도가 높은 탄소(숯)는 밀도가 낮은 주위의 인간, 동식물, 물질에 에너지를 공급해 주게되어 피로와 산화를 막을 수 있게된다. 즉, 병원이나 환경이 나쁜 장소에 가면 건강한 사람의 전자를 빼앗기게 되어 쉽게 피로해지는 것이다.

이때 숯을 지니고 병원에 문병하게 되면 빼앗긴 전자를 숯의 축전되어 있는 전자를 받을 수 있다.

⚫ 풍수명당과 자장의 우세토지

토지의 우세지와 열세지를 구별할 수 있는 일정한 테스트기가 없던 면 옛날 명산유곡에 지어진 사찰은 거의 자장이 우세한 토지와 수맥이 없는 곳에 지어졌다. 역시 명당은 토지의 기(氣)와 우주에너지가 높은 우세한 곳에 지어졌음을 알 수 있다. 그 시대 지관들의 지혜와 직관력은 대단한 것 같다.

그리고 자장에너지의 열세지라도 탄소를 매설하여 우세지를 만드는 기법을 옛날 선인들도 알고 있었던 것이다.

유명한 사찰에 숯을 묻었던 사례를 보아도 알 수 있다.

심지어 야생동물, 새, 물고기 등의 집도 타고난 생존적 직감으로 전자장이 우세한 곳에 둥지를 잡았다.

그러나 우리 인간도 먼 옛날에는 동물들과 같이 생존적 직감력으로 생존의 터를 잡았겠지만 과학과 지식이 뒷받침된 현대사회를 사는 우리는 직감이 아닌 과학적 지혜로 우리가 살고 있는 주택, 점포, 사무실, 병원, 호텔 등을 열세한 토지를 우세한 토지로 변화시키는 기법을 활용해야 할 시대가 된 것 같다.

화학물질에 오염된 토지, 쓰레기매립지, 하천, 구릉매립지, 절개지 등 토지의 기운이 열세한 토지에 탄소매설에 의한 우세지 건축은 21세기의 크린건축산업의 새로운 비전이 되었으면 한다.

명당을 찾아 양택을 정하는 것이 아니라 토지를 개선하여 어느 곳이나 명당을 만들 수 있는 기법이 탄소매설인 것이다.

● 숯(탄소)을 매설한 주택에서 보내진 효과체험보고(일본의 사례)

자장이 높은 집을 만들었다. 실내의 습도가 없어지고 활짝 갠 분위기다. 여름은 선선하고 겨울은 그다지 차지 않다. 건축자재의 냄새가 없

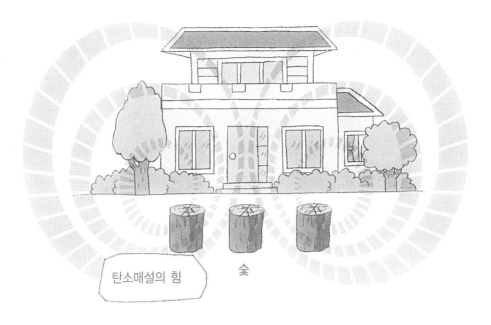

탄소매설의 힘

숯

다. 집안에 벌레가 생기지 않는다. 집에 들어가면 몸이 편안해 진다. 장
속에 곰팡이가 없어졌다. 가족이 모두 건강한 생활을 하고 있다.

정원의 과수가 3배로 열린다. 집에 둔 과실, 야채가 오래 간다. 쥐가
없어졌다. 집에 파리가 들어오지 않는다. 정원수가 싱싱하고 윤기가 난
다. 고목이 되살아난다. 우물의 수질이 좋아지고 물이 맛있다. 지진피
해가 적어졌다. 화장실의 악취가 없어졌다.

개나 고양이가 숯을 묻는 곳 위에서만 잔다. 바늘이 자석이 된다. 어
린이 천식이 좋아졌다. 금속류의 녹이 쓸지 않는다. 과음을 해도 숙취
가 잘 풀린다. 고혈압이 내려갔다.

전철이나 자동차의 소음이 적어졌다. 가위와 칼이 자석이 되었다. 연
못의 고기가 병이 들지 않는다. 흰개미가 생기지 않는다. 눈이 빨리 녹

는다. 가족이 병원에 자주 가지 않게 되었다. 꿈을 꾸지 않는다. 냉난방비가 적어졌다.

위와같은 많은 사례가 보고되었고 지자기의 변화는 혈압이나 심장의 박동수 등에도 영향을 준다고도 한다.

숯의 매설은 신축때가 좋은 찬스이고, 기존주택은 건물벽의 주위가 좋다. 매탄의 효과는 반영구적이며, 주택의 에너지 증폭장치이고, 풍수학적인 문제점을 극복한다. 또한 토양의 개량, 이온교환, 전자파장애의 완화, 수맥파방지 정전기의 대전방지효과 및 치유의 공간을 만들어 준다.

● 탄소매설은 왜 고온에 구운 숯이 좋을까

매탄에 이용되는 숯은 전기저항률이 낮으면서 잘 탄화된 고온 백탄 숯이 가격은 좀 비싸지만 이상적이다.

그리고 결정구조가 보다 다결정화(多結晶化)한 숯이 필요한데 고온 숯이 될수록 전도성이 높고 전기저항률이 낮아지며 다결정화가 진행되기 때문이다.

이렇게 함으로서 미약한 에너지라도 숯 속의 전자군을 유도방출시킬 수 있고 많은 전자군을 축적할 수 있게 된다.

그러면 숯은 마이너스(−)전기를 띄고, 주위와의 사이에 보다 큰전위차(전압의 차이)가 발생하고 결과적으로 지표부에서 음이온이 많이 방사되게 되는 것이다.

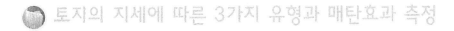

토지의 지세에 따른 3가지 유형과 매탄효과 측정

일반적으로 택지나 농지 등은 전위차에 따라서 3가지로 나누어 생각할 수 있다.

전위차는 지표부와 지하부에서 전자가 방사되는 방향이 다름으로서 우세지와 열세지로 구분된다.

우세지(優勢地 : 치유의 땅)는 지표부(지상)가 지하부보다 전위가 높고, 지하부에서 전자가 지표부로 향해 전자를 방사해 주는 특징이 있어 항상 지표부가 전자가 풍부하게 모여 있게 되어 음이온 층을 이루며 지표 위의 사람, 동물, 식물, 물질을 생기 있게 부패를 막아 산화되지 않게 함으로서 치유의 땅이 되는 것이다.

열세지(劣勢地 : 氣가 마른 땅)는 반대로 지표부가 지하부보다 전위가 낮고 지표부에서 지하부로 향해서 전자가 흡입되어 들어가기 때문에 지표부(지상)가 전자부족의 상태가 되기 때문에 기(氣)가 마른 토지가 되어 병이 생기고 물질이 쉽게 부패하고 작물의 성장이 부진한 땅이 되는 것이다.

중간지(中間地)는 우세지로 열세지로 아니며 그 분포가 가장 많은 토지이다.

탄소(숯)매설의 경우 가장 효과적인 것이 열세지와 중간지가 되는 것이다.

전위차를 측정하기 위해서는 정밀한 전위차계(電位差計)가 있겠지만 지하부에서 방사하는 전자군은 그 정도가 큰 에너지를 갖고 있는 것이 아니기 때문에 측정이 어렵고 이런 경우에는 지역 환경의 파동주파수를 측정할 수 있는 계기를 사용하는 것이 좋은 방법이 될 것이다.

지표부(지상부)에 전자군이 방사되면 필히 파동이 일어나 주파수를 발신해 주기 때문에 지표부의 주파수를 재면 전자가 부족상태인가 전자가 풍부한 상태인지를 알 수가 있을 것이다.

이런 계기에 의하면 사람의 몸이나 식물의 생장에 좋은 건강파장대(0 ~ 10 헤르츠)인지, 피로파장대(12 ~ 18 헤르츠)인지, 병 기운이 있는 파장대(19 ~ 23 헤르츠)인지를 알 수 있을 것이다.

그러나 이런 지역이 건강에 좋지 않은 파장대지역이라도 숯을 매설함으로서 건강파장대지역으로 바꿀 수 있는 것이다.

● 매탄의 전기 · 전자적 원리

일반적으로 매탄의 방법은 한 개의 구멍을 직경 1m, 깊이 1m정도의 크기로 파서 그 안에 약 300kg의 고온에 구운 숯을 묻고 거기서 파낸 흙으로 다시 묻는 것이다. 이렇게 함으로서 다음과 같은 현상이 일어나게 된다.

지하에 매설한 숯과 흙 속에 있는 미약한 지전류(地電流)가 충돌하여 숯 속의 전자군이 유도 방출되므로 숯이 음전위(−전위)가 되어 주위에 전위차(電位差)가 발생하게 된다.

결국 전류는 높은 곳에서 낮은 쪽으로 흐르고 전자는 낮은 쪽에서 높은 곳으로 흐르므로 매설된 숯 부분에서 지표부로 향해 전자가 방사되어 그곳 토지에서 음이온이 방출된다.

실제로 숯을 매설한 후의 전류나 전자의 현상을 볼 때 숯 매설 일주일 후에 큰 폭의 전위차가 생기는 것을 알 수 있다. 또한 지전류라고 하는 자연에너지를 활용하여 지하에 매설된 숯에서 주위에 전자가 방사한다는 것을 알 수 있다.

이와 같이 땅에 숯을 매설하는 것은 숯이 갖는 전기특성에 의해서 그 장소의 환경을 개선하고, 거기에서 생활하며 일하는 사람들의 건강을 되돌릴 수 있는 대단히 효과적 방법이라 할 수 있을 것이다.

탄소매설이 특히 필요한 장소

일반적인 주택, 점포 등의 신축건물 또는 리모델링건물, 병원, 노인요양시설, 유아원, 치과병원, 약국, 화학약품취급점, 미장원, 이발소, 식품공장, 제약공장, 축사, 계사, 돈사, 하우스재배시설, 과수원, 밭, 논 등

탄소매설의 구체적 순서와 방법

우선 대지의 중앙에 1개소, 동서남북에 1개씩 4개소, 남동, 북동, 북서, 남서에 1개소씩 합계 9개소의 구멍을 판다. 각각 구멍의 직경 1m와 깊이 1m로 동일하게 파는 것을 기본으로 하여 직경과 깊이를 1m 20cm 또는 1m 50cm로 하는 것도 좋다. 지형이나 점포의 위치에 따라서는 5개소에 구멍을 파 매탄 할 수도 있다.

매탄할 곳에 먼저 구멍을 모두 파고 얼음덩어리 물을 오른쪽 시계방향으로 뿌려 사기(邪氣)를 쫓는 의식을 하고, 천일염(제염하지 않은 굵은 소금) 3kg 정도로 부정을 없애고, 액제를 위해 오른쪽 방향으로 뿌

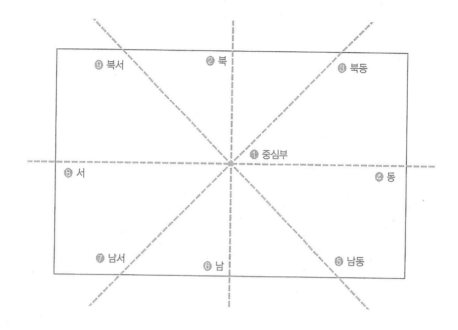

린다. 그리고 막걸리나 청주로 오른쪽 방향으로 돌려 뿌리면서 신축공사의 무사한 준공, 가정의 안전, 그리고 사업의 번창을 기원한다.

　그리고 먼저 20kg정도 되는 고온 숯 분탄 1포를 넣고 호스로 물을 주입하되 반죽상태가 될 때까지 물을 주입하고 발로 이겨서 약간 굳어질 때까지 10분 이상 기다렸다가 다시 1포식 넣으면서 이와 같은 방법을 계속하면서 200kg ~ 300kg을 넣는다. 특수한 경우에는 500kg 또는 1톤을 한곳에 묻는다. 숯을 묻는 작업이 끝나면 정제가 잘된 목초액 1 l 정도를 뿌리고 다시 소금 3kg 정도를 매탄된 숯 위의 중앙에 소금 봉우리가 되게 한 상태에서 가공되지 않은 조(粗)수정을 꽂아 그곳에서 파낸 흙을 다시 메운다. 수정은 파동이 높은 성질을 갖고 있으므로 숯과 함께 그 토지의 파동에너지를 높게 하는 효과를 이용하는 것이다(수정의 각은 이집트의 피라미드와 각도가 같다).

　구멍마다 매탄한 숯의 높이가 구멍 1m에 3분의 2지점의 높이가 대부분 되게 된다. 그 위에 반드시 파낸 그 흙을 되묻어야 한다.

　만일 공사를 위해 구멍을 팠을 경우 물이 계속 나올 경우 천일염을

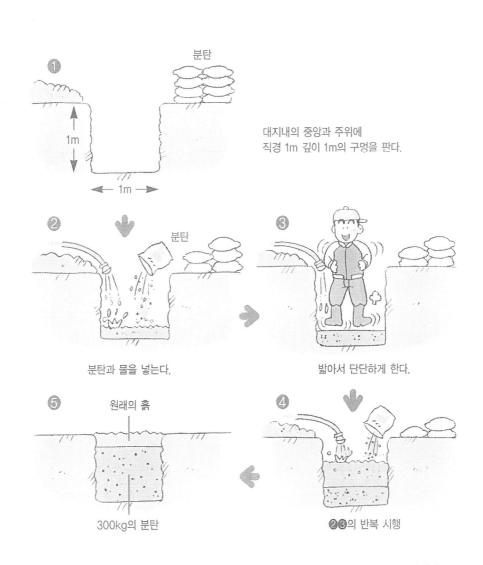

분탄

① 1m ← 1m →

대지내의 중앙과 주위에
직경 1m 깊이 1m의 구멍을 판다.

② 분탄

분탄과 물을 넣는다.

③ 밟아서 단단하게 한다.

⑤ 원래의 흙

300kg의 분탄

④ ❷❸의 반복 시행

최고 100kg까지 넣는 매탄을 계속한다.

또는 매탄을 한 후에 시멘트콘크리트공사를 할 경우에는 매탄지점의 소금봉우리를 한 지점에 4인치 이상의 파이프를 확실하게 묻어 꽂아서 숯의 파동에너지나 음이온이 건물 안으로 흘러 들어가도록 배관한다.

만일 건물대지 속의 어느 부분에 우물이 있을 경우는 숯을 넣은 다음에 묻어 버린다.

이렇게 매탄을 하게 되면 그 반경 15m 정도의 범위까지 정화되며 1층만이 아니고 그 위의 건물전체(약 40층)가 전부 같은 효과를 받는다.

또한 온도가 조절되고 해충이 방제되며 흙 속의 방사성물질 라돈을 방지하고 주거가 활성화되는 것이다.

그러나 신축이 아니고 기존건물의 경우는 건물 벽 주위를 따라 측구탄(側溝炭)을 묻어서 효과를 얻을 수 있는 방법도 있으나 역시 매탄의 찬스는 신축공사라 할 것이다.

매탄이 세월과 함께 반영구적으로 효과가 입증되는 것은 마왕퇴 고문 1호 묘에서 잘 증명해 주고 있는 것이다.

매탄의 방법에 대해서는 대지의 지형, 주위여건을 고려한 매설계획이 필요함으로 지상(地相)과 가상(家相)을 고려한 전문가의 지도를 받는 것도 좋은 방법일 것이다.

● 매탄할 때 물을 주입하는 이유

숯은 주위에 물이 있으면 전자의 교환이 촉진된다. 더구나 다공체이기 때문에 물을 보존하는 성질을 갖고 있다. 숯을 매설할 때 물을 주입

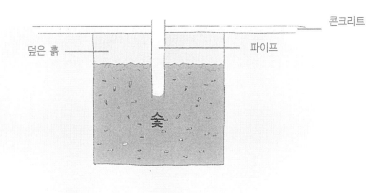

콘크리트

덮은 흙

파이프

숯

하는 데 그 후로부터는 계속하여 땅속으로부터 수분을 보충 받는다.

그리고 다공체로 이루어진 숯은 「계면 전자(界面電子)」라는 형태로 전자를 껴 안고 있으며 주위의 전자장 상태에 따라 축전과 방전을 반복한다.

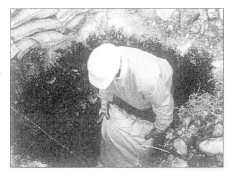

땅속에 숯을 묻는 작업

14
매탄숯농법

● 논과 밭의 농지매탄

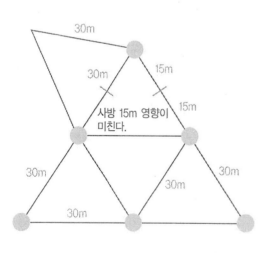

30m

30m   15m

30m   15m

사방 15m 영향이
미친다.

30m   30m

30m

30m

◎ 매설지점에서 사방 15m까지 영향이 미친다. 그래서 30m
간격으로 매설한다.

농업에 숯을 활용하는 농법이 점
차적으로 확산되고 있으며 이런 전
자 농법의 효과를 예를 들어보면,
시금치의 성장속도가 3주간에 약
1.5배 차이가 나기도 하고, 오이의
수확기가 1개월 연장되기도 하고,
멜론이 한줄기에 2개씩 열리며 당
도도 2, 3도 높아졌다는 성과가 나
왔다.

특이한 것은 숯이 가진 화학반응

에 있다. 숲은 그 자신이 알칼리성이라서 그가 키운 농작물은 강한 체
질이 되고 병충해에도 강하며 그 효과가 반영구적이라는 것이다.

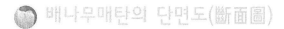

● 배나무매탄의 단면도(斷面圖)

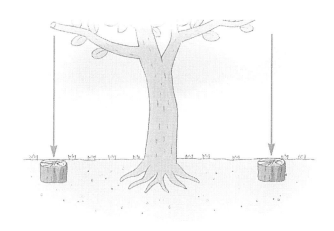

● 배나무 매탄의 평면도(平面圖)

배나무의 방충효과를 기대하려면 가지에 3 ~ 4개소씩 목초액을 넣은
깡통이나 페트병을 매달아 두면 벌레가 오지 않는다. 목초액을 잎면에
살포하면 당분이 증가한다.

● 위에서 내려본 배나무와 매탄지점

배나무의 가지가 뻗어 나간 끝부분에 매탄을 하고 구멍크기는 직경

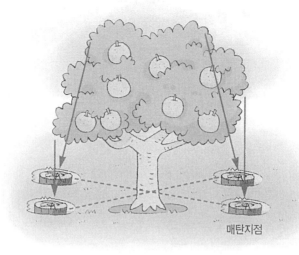

매탄지점

20 ~ 30㎝, 깊이는 40 ~ 50㎝, 매탄시 엷게 희석한 목초액을 1구멍에 2 ~ 3 *l* 뿌린다.

　새싹이 나온 뒤 잎면 살포하면 과일 맛이 좋다. 이때는 300 ~ 500배 희석한 목초액으로 살포해야 하며 원액을 뿌리면 잎이 마르는 수가 있다.

15

농산물개방의 파고를 넘는
숯활용 농업인들

🌰 참나무 숯을 사료에 배합하여 "백마강포그"로
브랜드한 부여축협

부여축협의 돼지사육농가에서는 자체개발한 참나무숯을 적당량 배합한 사료를 돼지에 먹여 분뇨에서 나오는 돈사의 환경개선은 물론이고 특유한 돼지냄새를 없애며 콜레스테롤 함량을 낮추고 단백질 함량을 높인 육질 좋고 맛이 뛰어난 고급돈육을 공급하게 되어 품질을 차별화하여 브랜드화하고 특허청에 상표등록까지 하였다.

특히 한국식품개발원의 시험성적에 따르면 참나무숯 사료를 먹인 육성돈은 항생제를 사용하지 않아 잔류물질이 전혀 검출되지 않았으며 지방질과 콜레스테롤 수치가 일반돼지고기보다 현저하게 낮고 비타민과 철 등이 다량 함유된 것으로 나타났다고 한다.

활성탄과, 키토산배합전용사료로 돈육생산에 승부를 거는 "제주포그"

원래 청정지역으로써 제주도는 구제역, 콜레라 등 각종 질병이 없는 지역이라는 깨끗한 이미지가 간직된 동네다. 이곳에서 사육되고 있는 돼지는 깨끗한 생수와 활성탄, 키토산이 배합된 특수전용사료를 먹여 육즙이 많고 담백하고 쫄깃쫄깃한 맛을 낼 뿐만아니라 지방층이 단단해서 육질이 부드럽고 껍질까지 신선해 옛 맛을 느낄 수 있다고 한다. 입맛 까다로운 일본소비자들에게까지 호평을 받으면서 특화브랜드화로 축산물개방의 파고를 넘는 제주양돈축협은 그 모범사례라 하겠다.

전북 고창 대산농협의 야심작 "참숯배추"

김장철을 맞아 참숯배추라는 브랜드가 시선을 끌고 있다. 참숯 가루와 참나무 목초액을 이용해서 재배한 배추로 전북 고창 대산농협이 1998년부터 야심작으로 내놓은 배추다. 시장에 일반배추와 함께 진열하면 소비자의 선호도가 높아 값이 비싼데도 먼저 팔려버린다고 한다. 이 같은 인기는 겉모양은 일반배추와 별차이가 없지만 농약과 화학비료를 적게 쓴데다가 맛도 월등히 좋아 입소문이 주요인이라고 한다.

참숯배추는 300평당 참숯가루 150kg를 넣어주고 수확할 때까지 참나무 목초액도 3 ~ 4회 뿌려줘 농약과 화학비료사용량이 일반재배 배추의 약 30% 수준에 불과하다는 것이다. 이렇게 키운 배추는 저장성도 좋고 맛도 뛰어나기 때문에 대형유통업체만 공급하는 실정이다.

활성탄, 쌀겨농법으로 저공해쌀 생산하는 부부

축협과 농협의 이사로 각각 활동하던 김원국(47세), 임은숙(42세) 씨 부부가 한우 50마리 잔디 7000평, 저공해쌀 5000평 등 규모있는 복합 영농을 하면서 활성탄농법과 쌀겨농법을 이용해 저공해쌀을 생산하여 일반쌀보다 65%가량 높은 값을 받고 있다.

숯쌀「함초로미」가 일반쌀 2배 값에도 인기

옛날부터 곡창지대인 전북 김제시 죽산면의 일부 농가들이(대창영농 조합) 숯과 목초액을 이용해 재배한 쌀의 브랜드가「함초로미」이다.

이 쌀은 80kg로 단위로 값을 계산하면 312,000원으로 일반쌀값의 갑절수준이다. 소비자들은 "밥을 지으면 확실히 기름지고 찰져서 입맛을 돋운다" 고 말한다.

탄소와 미네랄이 주성분인 숯은 유익한 미생물의 활동과 뿌리의 활착 그리고 벼 성장을 도우면서 질 좋은 쌀을 생산할 수 있다고 한다.

숯은 모내기 전 평당 1kg씩 분말로 논에 넣어지고 농가들은 목초액을 뿌려 농약을 줄이고 제초제 대신 왕우렁이로 잡초를 뜯어먹게 하는 농법을 시도하고 있다. 이 쌀은 특정백화점에서만 판매되어지고 있다.

생명의 농사를 짓는 "한농마을 사람들"

농약과 화학비료를 쓰지 않는 유기농법을 고집하며 생명의 농사를 지으며 산골마을에 사는 사람들이 바로 한농마을 사람들이다.

한농마을은 경북 울진군 서면 왕피리에 본부를 둔 전국 7000여 명의 뜻을 같이 하는 귀농자가 모인 자발적 자율적 조직의 영농인 공동체이다. 전국 12곳에 370여 가구가 산간지 해발 300m ~ 700m의 오염없는 지대에서 생활하면서 일체의 먹거리를 직접 유기농으로 생산하여 자급자족하고 있다. 편리하고 수확 좋은 농약, 화학비료, 제초제 등과는 타협하지 않고 오로지 숯과 목초액 유기비료 무공해퇴비를 생산하여 그야말로 천연농법으로 농약과 화학비료로부터 흙을 지키고 생명을 구하는 식재생산을 손수 실천하는 공동체이다. 이들은 직접 70여만 평의 논과 밭에서 농산물을 무공해로 재배하여 자급자족을 100% 실천하고 있다. 전부 무공해 생산품이다. 전국 12개 공동체에서 생산되는 농산물의 유기농여부를 실사하는 자체내 유기농품질인증팀을 두고 출하전 심사도 철저히 거치고 있다고 한다.

이 공동체가 자급자족을 위해 생산하였으나 일반시민들의 음식재료가 중국의 수입농산물을 비롯하여 농약덩어리 농산물이 범람하여 건강을 위협하는 심각한 현실로 대두되자 이들 공동체가 일부 시민들에게라도 이 무공해 식재를 공급해서 더불어 사는 국민으로서 미력이나마 협력자가 될 것을 결심하고 지역단위로 무공해 농산물을 한정된 생산량만 시판하고 있는데 대단한 호응을 받고있다고 한다.

이들 공동체 구성원들은 한농마을의 구성원이 되기 전에는 평범한 시민들이었고 또는 대학교수로부터 전과자까지 실로 다양하다. 잘 나가던 상류층 사람들로부터 밑바닥생활로 전전하던 사람들까지 각양각색의 회원들이 한울타리로 모이게 되었다. 그들은 오염없는 청정지역만 선정하여 자연에 묻혀 구성원들과 함께 노동의 참맛과 무공해 농산물을 생산하여 국민건강에 일조한다는 긍지로 무공해 농산물을 생산 공급하고 있다. 오염된 공기와 바쁜 일상에 쫓기는 도시민들은 이들이 사는 곳에 살고 싶다고 외쳐 볼만한 이상향일지도 모른다.

참고적으로 생산품을 소개하면

무우, 배추, 상추, 고추, 깻잎, 양파, 대파, 부추, 양상추, 얼가리배추, 옥크린, 쭈꺼리, 호박, 치커리, 케일, 오이, 쩨러리, 고구마, 감자, 야콘, 당근, 마늘, 피망, 토마토, 포도, 두릅, 맵쌀, 찹쌀, 현미, 백태, 서리태, 수수, 파, 차조, 참깨, 들깨, 된장, 고추장, 간장, 막장 등이다.

16
가축사료에 숯활용

닭 사료에 숯을 배합해 먹임으로서 계란의 껍질이 단단하여 파란(破卵)을 방지할 수 있고 계란의 질이 향상된다. 더욱이 산란율이 증가되며 닭의 특유의 냄새가 대폭 감소된다. 육계의 과잉지방이 감소되고 육질이 좋아진다.

젖소의 경우는 우유의 지방이 향상되고 우유의 맛이 개선된다.

돼지의 경우는 냄새가 감소되고 사료의 효율이 향상되어 육질이 개선되며 내장기능이 튼튼해지게 된다.

17

산성비로 말라 가는 나무를 살리는
숯활용

 비가 내리게 되면 숲이나 밭작물을 적시고 대지의 만상을 촉촉하게
해 준다. 식물은 성장하고 내린 비는 증발하여 구름이 되고 다시 물방
울이 되어내려 온다.

 이런 순환은 수만 년 반복되는 싸이클이다. 비는 대지가 하늘에서 받
는 축복인데 그 축복 속에 독이 섞여내려 온다니 참으로 큰 재앙이 아
닐 수 없다.

 식물이 마르고 강이나 호수의 물고기가 죽는가 하면 토양이 산성화
되고 어업에도 타격을 주고 우물물도 산성화되어 인체를 해하게 하는
그 정체는 「산성비」 즉 pH5.6이하의 낮은 수치의 비이다.

 이는 발전소나 공장 등에서 나오는 연기에 함유되어 있는 유황산화
물이나 자동차의 배기가스에 함유되어 있는 질소산화물 때문이다. 이
런 탄산가스가 대기 중에 화학반응을 일으켜 비나 서리에 섞여 내리게

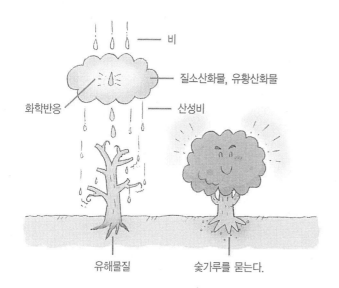

비

질소산화물, 유황산화물

화학반응

산성비

유해물질

숯가루를 묻는다.

된다.

원래 비가 중성이어야 하는데 산성이 되어 pH5.6이하 낮은 수치의 산성비가 된 것이다.

산성비는 특히 대자연의 상징이라 할 수 있는 숲이나 삼림에 큰 피해를 준다. 실로 자연환경파괴의 원흉이라 할 수 있다. 산성비는 땅속에 스며들면 지하수를 오염시키게 되고 흙속에는 칼슘, 마그네슘 등의 알칼리성의 물질이 있어 산성을 중화하고 있지만 그 역할도 무한한 것은 아니다. 산성화가 지나치면 이제까지 안정된 화합물이었던 수은, 카드뮴, 알루미늄, 납 등의 금속이 녹아서 유독물질이 되어 나무뿌리를 상하게 하고 나무의 성장을 돕고 있던 미생물을 죽여 버리기 때문에 나무는 점차로 쇠약해지기 시작하게 된다.

그렇다고 나무가 말라 가는 것을 보고만 있을 수는 없기에 근본적 해결책은 아니지만 숯을 이용하여 나무나 식물을 산성비에서 살리는 하나의 대책이 될 수도 있는 것이다.

그 대책으로 사용되는 것이 pH8~9의 알칼리성성질을 갖는 숯이다. 숯의 pH는 숯을 구울 때의 온도와 숯 속에 함유되는 회분(灰分)의 양에 의해서 결정된다. 비교적 낮은 온도에 구운 검탄(흑탄)은 미산성(微酸性)을 나타내지만 높은 온도에서 구워진 백탄만큼은 알칼리성으로서 산성비 대책으로서 유효하게 된다. 대개 산성비는 나무의 줄기를 타고 뿌리 밑둥에 흘러드는 사이에 pH3.6 정도의 강한 산성이 되어 뿌리 부근 흙을 산성화시키므로 숯을 분쇄해서 피해를 입은 나무의 밑둥 주변의 토양에 넣어 주면 알칼리성인 숯이 산성을 점차 중화시켜주고 토양개량효과도 비료효과도 있어 나무를 살리고 나아가 삼림을 지키는 셈이 된다. 역시 숯의 회분은 나무가 자랄 때 대지에서 뽑아올린 귀중한 미네랄이므로 숯이 되어 다시 대지로 삼림으로 되돌려 주어 산성비의 피해를 받은 나무와 숲을 조금씩 원상태로 되돌아오게 하는 것이다.

알고 가기

공해와 산성비로 말라죽는 적송나무 살리는 숯매설

정원수인 적송의 고사를 막기 위한 대책으로 입상의 숯통을 만들어 나뭇가지 끝단에서 약 50cm 안쪽으로 1m간격으로 나무의 뿌리쪽에 묻어서 미생물의 집이 되게 하여 나무의 활성화촉진과 생존의 힘을 강화하는 방법이다.

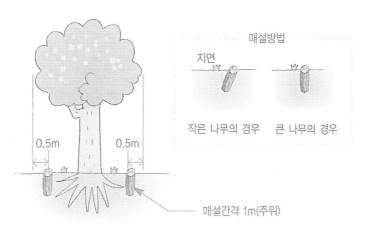

매설방법

지면

작은 나무의 경우   큰 나무의 경우

0.5m   0.5m

매설간격 1m(주위)

18
오염된 하천을 정화시키는 숯활용

실로 물을 인간이 이용할 수 있는 양은 극히 한정되어 있다. 물 전체의 97%는 바다의 염수이고 나머지 진수(眞水)중 99%는 빙산이나 빙하이기도 하고 지하 깊이 있어 이용 못할 물도 있는 것이다.

인간은 그 나머지의 하천, 호수, 늪의 물이나 퍼 올릴 수 있는 지하수 등을 이용하여 마시는 물로, 오염을 씻어내는 물로 작물을 키우는 농업용으로 또는 산업용으로 쓰게 된다. 우리 생활이 풍요로워지면 자연히 물을 마음껏 쓰는 습관이 몸에 붙게 되지만 지구상의 거의 모든 지역에서 이미 물 공급은 낙관할 수 없는 상태에 이르렀

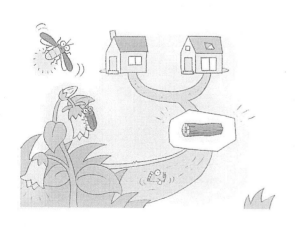

다 할 것이다. 이미 우리나라도 UN이 물 부족국가로 분류하고 있다.

생활용수의 취수원이 되는 하천이나 호수가 생활하수와 공장폐수에 의하여 오염이 빨라지고 있다. 물론 지하수에도 유해물질의 오염이 진행되고 있다. 수질의 오염에 있어서 물의 양과 더불어 물의 질도 귀중한 존재가 되고 있다.

● 숯을 사용하여 하천을 정화한 이웃나라의 예

일본 동경 하찌오우지(八王子市) 다마천(多摩川)지류의 어떤 마을에서 주민들이 생활하수로 인하여 완전히 오염되고 악취와 모기에 시달려 왔는데 그 마을 주부들이 중심이 되어 하천살리기 운동을 전개, 120kg의 숯을 부셔서 망자루에 넣어 하천수로에 깔자 차차 악취가 없어지고 2, 3년 후에는 황어가 산란, 여름에는 반딧불이 무리지어 날게 되었다고 한다.

일본 후꾸오까시(市)교외의 히사야마(久山)마을에서는 숯을 사용한 생활하수합병정화조의 설치를 온 마을전체에 실시하게 하여 생활하수가 하천에 유출될 때에는 무색무취의 정도까지 정화되었다고 한다. 물고기가 살아 갈 수 있는 것은 물론이고 수영도 할 수 있게 정화되었던 것이다.

이 마을을 견학하려 방문한 사람들 앞에서 마을 촌장이 배수구에서 나온 물을 마셔 보이기도 하니 숯의 효과를 잘 엿볼 수 있는 사례이다.

숯을 사용하여 정화하면 하수도 마실 수 있다

하수라는 이미지는 마시기는커녕 입을 가시는 것도 손을 씻는 것도 생각하고 싶지 않을텐데 숯을 이용해 마실 수 있을 정도까지 수질을 개선할 수 있다는데 큰 의미가 부여된다. 하수의 오염이 단지 생활하수만으로 오염되는 것이 아니고 공장폐수 등 위험한 물질도 많이 함유되어 있으므로 지구환경파괴에 이어지는 오염을 하수 단계에서부터 막는 것이 중요한 과제가 된다.

이제까지 인간이 만들어 낸 유기화학물질은 약 800만종이라고 한다. 이들 물질은 농약, 화학비료, 화장품, 일용품, 식품첨가물, 의약품 등으로 사용되고 나면 일정기간 후에 폐기물이 되어 하천, 호수, 늪이나 해양에 버려져 오염이 예상되는 것이다. 생활하수 중 화장실에서 나오는 배설물에 대해서는 단독처리 정화조가 있거나 퍼냄에 의해서 처리되지만 부엌이나 세탁기, 목욕탕 등에서 나오는 생활하수는 처리되지 않는 상태로 방류되는 경우가 대부분이다. 그래서 화장실하수나 생활하수를 동시에 처리하는 합병처리 정화조로 하수처리하면 단독정화조에 비하여 오염이 약 8분의 1로 줄어든다고 한다.

숯을 사용한 정화조의 놀랄만한 효과

일반적인 정화조는 작은 돌을 바닥에다 깔고 그 표면에 붙어 사는 미생물로 오염물질을 분해시키는 방법을 이용한다. 그러나 사용 중 작은 돌의 표면이 균체로 덮여져 오수의 흐름을 방해하기 때문에 매년 정기적으로 작은 돌의 표면을 세정해야만 하는 불편이 있다.

이 방식은 약 200년 전 산업혁명에 의해서 공업화가 진행되고 있던 시기에 런던의 템즈강이 오염되었을 때 개발된 기술이며 이제까지 습관적으로 사용되고 있다.

반면에 숯을 사용하면 다공체표면적으로 작은 돌의 약 1000배 이상의 내부 표면적을 갖게 되며 그 표면적에 비례한 수질 정화력은 놀랄 만큼 높아진다.

작은 돌을 사용했을 경우 수질정화기준의 목표가 되는 BOD(생물학적 산소요구량)는 20ppm이지만, 숯을 사용하면 2.0 ~ 3.0 ppm까지 정화되고 수도꼭지에서 나오는 수돗물과 비슷할 정도로 깨끗하게 된다.

숯의 다공체에 무수한 미생물이 붙어살아 오염물질을 분해시켜 정화해 주고 작은 돌과 같이 매년 정기적으로 청소할 필요도 없다. 숯을 정화재로 사용하는 방법은 지금으로부터 20년전에 전술한 후꾸오까시(市) 히사야마(久山)마을에서 전체가구에 해당하는 약 500개의 합병정화조를 설치함으로써 실용화되게 되었다.

작은 돌로 정화하는 것은 당시 영국이 양질의 숯을 생산할 수 없었던 시대의 발상이라 할 수 있다. 결론은 간단하다. 작은 돌을 숯으로 바꾸는 것만으로 놀라운 정화력을 발휘하는 방법이다.

19

해수 및 담수 양식장의 숯활용

숯은 양식어업에 있어서 사료의 영양강화 및 양식장내의 수질개선 양면에 활용되고 있다. 가장 많이 활용되고 있는 것이 사료에 첨가하는 것이다. 이 양식용 숯 혼합사료는 아직 우리나라에서는 제대로 활용되고 있지 않지만 일본에서는 미도리제약회사가 혼합사료를 개발하여 사료에 혼합해 먹임으로서 생선의 특유한 냄새가 줄어들고 지방도 적당하게 붙고 육질도 단단해지며 속살도 붉은빛을 띄게 효과를 발휘한다. 그리고 양식어 내장이 튼튼해서 대사작용이 잘 되며 사료효율도 높아진다는 것이다.

또한 숯은 양식장 수질개선에 크게 도움된다. 양식장의 수질이 좋고 나쁜 상태를 판단할 때 수온, 용존산소, 암모니아, 아초산염, 초산염을 비롯하여 pH(수소이온농도), BOD(생화학적 산소요구량), COD(화학적 산소요구량) 등이며 그 외에도 요인은 있지만 대충 이런 기준에서 수질이 판단되게 된다. 더욱 수질을 오염시키는 요인은 양식어의 배설물과 여분의 먹이들이 수중에 쌓여 자가오염이 되고 있다. 숯을 양식장에 투여함으로서 이런 오염원을 정화시키는데 도움을 주는 역할을 하게 된다. 물론 숯이 혼합된 사료를 먹임으로서 배설물의 오염도 줄일 수 있는 것이다.

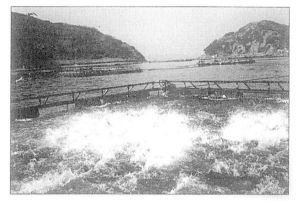

🔹 해수 양식장

20
고양이의 건강비결 숯가마찜질인기

 청솔가지로 불을 때어 찜질을 하는 한증막의 문화는 실로 오랜 역사를 갖고 있으나 이제는 명맥만을 유지하고 있다 한다. 지금으로부터 약 600년전의 옛문헌인 세종실록에 의하면 침이나 뜸 또는 약으로도 치료가 잘 안되는 환자들을 돕기 위하여 국비로 지으라고 명하였던 것이 바로 찜질로 치료해 보라는 뜻인 한증막이다.

 또 세종은 직접 한증욕의 치료효과 유무를 조사할 것을 예조(禮曹)에 지시하였다는 기록이 있다. 당시로서도 한증(汗蒸)을 전통의학의 한 갈래로 보았던 것으로 생각된다.

 요즘의 사우나에 비교가 안될 정도의 고온 황토굴에 마대를 전신에 두르고 150℃의 꽃탕에서 뽑아내는 노폐물과 독소어혈은 속땀이 나오는 것이라기보다 뼈땀이라는 말을 쓸 정도로 뜨거운 고온찜질법인 것이었다.

역시 옛 사람들은 수백 년 전부터 황토의 원적외선효과와 해독작용, 정화작용을 익히 알고 치료가치를 인정하고 한증막을 설치했던 것 같다. 그러나 이제는 솔을 베어서 마음대로 연료로 사용하기도 어려운 시대가 되었고 또한 번거로운 일이며 비용도 과다하게 드는 한증막은 점차로 단순하고 편리함을 추구하는 시대변화로 인하여 급격히 줄어들었다. 핀란드식 사우나가 들어와 찜질문화에 크게 변화를 가져왔고 또한 지금은 이것이 대중욕탕의 일반적 시설중 하나로 자리잡게 되었다.

그러나 우리나라 사람들 같이 고열찜질을 좋아하는 민족에게는 핀란드식사우나는 고열의 원적외선 방출식 불가마의 등장으로 찜질수단으로 보지 않고 일반적인 목욕탕의 시설정도로 되고 말았다.

불가마는 노년층의 사람들에게 원적외선효과로 혈액순환에 좋다하여 도시권에서 많은 시설이 늘어나고 이용객에 인기를 얻고 있다. 이제는 대중화되면서 남녀 할 것 없이 젊은층의 이용도도 높아졌다. 그러나 새롭게 대중화되는 숯가마찜질은 숯을 굽고 난 후의 남은 열을 이용한 황토굴속의 찜질 방식이다. 이 방식은 숯가마 운영자로서는 운영하는 숯

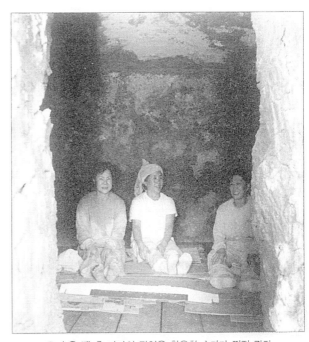

◯ 숯을 뺀 후 가마의 잔열을 활용한 숯가마 찜질 광경
(양평 참숯가마)

가마에 보탬이 되고 찜질이용객으로서는 맥반석 불덩어리 앞에서 찜질하는 것과는 비교가 되지 않는 찜질을 체험하게 되는 것이다.

숯가마로서는 결국 일석이조의 효과를 얻게 된 것이다. 다같은 원적외선 찜질같이 보이지만 숯가마찜질은 황토와 숯이 어우러진 정화와 해독의 굴속에서 원적외선으로 전신의 독과 노폐물을 뽑는 방식으로 여러 가지 질병에서 효과를 보는 체험자가 늘어나면서 전국적으로 찜질을 겸한 숯가마가 급속히 늘어나고 있다. 중풍, 피부염, 관절염, 산후염 등으로 고생하던 환자들이 큰 효과를 보고 하는 말이 숯가마에 가면 기적이 보인다는 말을 자주 쓴다고 한다. 특히 숯가마찜질로 관절염, 신경통, 신경마비, 산후통이나 생리불순, 치질, 무좀 각종 피부질환, 오십견, 교통사고후유증, 뇌졸중 등이 많이 개선되었다는 체험담을 들을 수 있다고 숯가마주인들은 말한다. 이 말이 뒷받침될 수 있는 것은 숯과 황토가 어우러진 원적외선효과와 정화작용, 해독작용의 결과로 믿고 싶다.

단지 숯가마는 원목을 구하기 쉬운 곳에 있기 때문에 환자들이나 공해에 찌든 도시인들이 자주 가기에는 먼 거리의 산간지대에 있는 것이 단점이다.

그러나 노년층은 주말이 아니더라도 시간적 여유가 있기 때문에 자유롭게 이용할 수 있다. 하나같이 고객의 주를 이루는 있는 것은 노령에 고통받고 있는 환자들이다. 숯가마찜질이 특이한 것은 필자가 박달재입구 백운참숯 가마에 갔는데 15분 정도의 땀내기를 4회 하였는데도 피로감이 전혀 없었다. 아마 대중사우나에서 이렇게 4회 땀을 빼기를 했다면 피로해 쓰러졌을지도 모를 일이다. 그러나 숯가마찜질은 신기

할 정도로 좋았다. 아마 가마 속에서 나왔을 때 산속의 음이온이 가득 찬 공기를 한껏 마시면서 드나들 수 있는 것도 주효했던 것 같다. 이 집 숯가마를 방문하여 빼 놓을 수 없는 것은 백탄가마에서 바로 끄집어 낸 숯불에 돼지목살구이의 진맛은 백탄이 방사하는 원적외선구이의 진수를 맛볼 수 있었다. 숯가마찜질을 체험하면서 이런 생각이 났다.

옛날 필자의 어린시절 나무를 피워 밥을 짓고 소죽을 끓이던 시절에 아침에 아궁이에 불을 지피면 고양이가 뛰어나왔던 것을 본 적이 있었다. 왜 하필이면 여기에서 고양이가 뛰어나왔을까? 궁금해 어른들께 물어보니 고양이가 몸이 아프면 부엌아궁이 속 뜨거운 황토 굴 고래에 들어가 밤새 찜질하고 나오면 몸이 낫는다고 했다. 그래서 아궁이에 들어간다는 것이다. 이런 사실은 요즘의 숯가마찜질건강법이 고양이의 건강비결과 맥을 같이 하는 것이 아닐까 한다.

21
숯의 효능과 특성을 응용한 사업이 기대되는 분야

1) 환경정화재개발

2) 보건의료자재개발

3) 노인개호용품개발

4) 식량비축대책(양곡비축설비와 미질유지포장재)

5) 건강주택자재개발

6) 교통사고방지대책

7) 소음대책

8) 바이오기술에 응용

9) 전자파차단재개발

10) 선도보존재개발(야채 · 과일 배송박스 : 장기보존 · 운송포장재 등)

11) 수출용식품선도유지재

12) 생활오수합병시설 및 자재개발

13) 펜션, 별장, 전원주택에 탄소매설과 분양차별화사업

14) 음향효과에 응용

15) 병실, 노인시설, 환경개선시설

16) 해양오염대책

17) 문화재, 유물보존과 경전 및 회화의 보존대책

18) 한랭지대의 냉해방지대책

19) 인간갱생교육시설에 응용

20) 예술가·작가 등의 작업장에 응용

21) 참선기도도량에의 이용

22) 항균칫솔보관대

23) 세라믹숯 개발

24) 정수용 생물활성탄개발

25) 식품, 제약공장의 탄소매설

26) 다양한 색상의 숯페인트개발

27) 숯혼합레미콘개발응용

28) 생활용품응용시트개발

29) 의료용(외용)습포제개발

30) 식용탄(숯)개발(식품혼합제) : 냉면, 메밀, 다시마

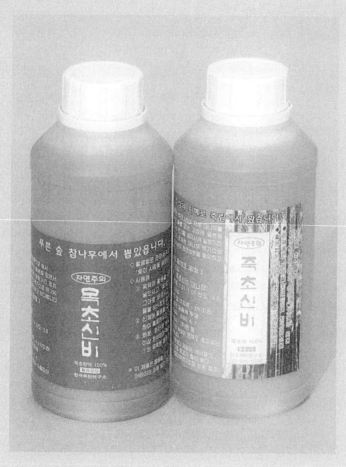

◆ 목초액과 죽초액

6

목초액, 목타르, 재(灰)

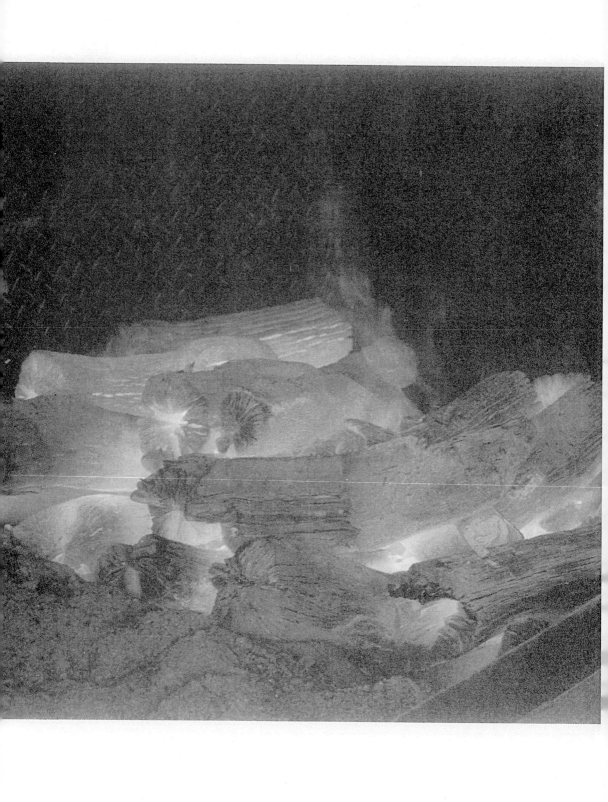

01

목초액이란

숯을 구울 때 가마 속에서 나무가 열분해 되어 나오는 연기를 냉각시켜 채취한 나무의 혈액인 액체이다. 가마의 온도가 80℃ 이상부터 채취가 시작하여 130℃에서 채취를 마친 목초액이 가장 좋다.

가마 속에 탄재인 원목을 넣은 후 가마 속에 넣은 연소용 나무에 불을 지펴 가열하면 처음에는 수증기를 함유한 축축한 연기가 나는데 이때의 연기는 너무 수분을 함유하기 때문에 온도가 80℃ 이상부터 채취하는 것이 적기이며, 너무 온도가 높을 때는 푸른 연기가 나오는데 끈끈한 유성(油性)의 타르성분이 많아서 질이 나빠지게 된다.

탄화과정에서 연기가 나오지만 이 연기를 냉각하면 기체와 액체로 나누어진다. 목재의 유기물이 열로 분해하여 여러 가지 물질이 생긴 액체를 조목초액(粗木酢液)이라 부른다.

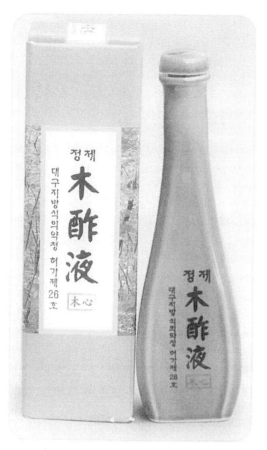

◎ 음용 목초액

　이 액체는 시간이 지나면 상층부에 경유질, 하층부에 목타르 성분, 중간층에 유용한 목초액으로 구분된다.

02

목초액의 채취

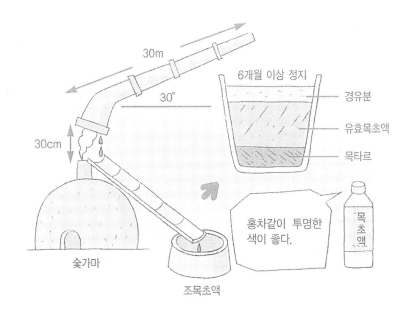

30m

6개월 이상 정지

경유분

30°

유효목초액

목타르

30cm

홍차같이 투명한
색이 좋다.

목
초
액

숯가마

조목초액

숯의 원재료가 되는 원목의 약 4분의 1이 숯이 되고, 그 숯 무게의 3
~ 4할이 조목초액이 된다.

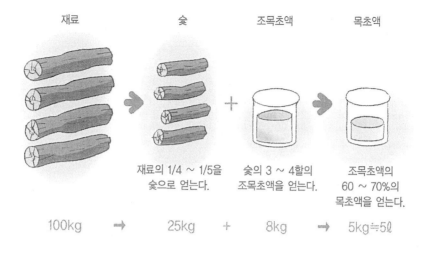

재료		숯	조목초액	목초액

재료의 1/4 ~ 1/5을 숯으로 얻는다.

숯의 3 ~ 4할의 조목초액을 얻는다.

조목초액의 60 ~ 70%의 목초액을 얻는다.

| 100kg | → | 25kg | + | 8kg | → | 5kg≒5ℓ |

○ 원목에서 생산된 숯과 목초액 분량

만일 100kg의 원목이 숯이 되면 약 20kg ~ 25kg의 숯과 약 8kg의 조목초액을 채취하게 된다.

채취한 조목초액은 6개월 정도 안정된 곳에 정치해 두면 조목초액에 함유된 타르성분은 침전하고 조목초액은 3개 층으로 나뉘어진다.

가장 아래 부분에 타르성분이 가라앉아 침전하고 제일 윗 부분에 가벼운(輕)타르성분이 뜨게 된다.

가장 필요로 하는 중간의 홍차와 같은 맑은 빛깔의 부분이 목초액이 된다. 이 중간 목초액을 뽑아내어 정제를 하게 되면 조목초액의 6 ~ 7할의 정제목초액을 얻게 된다. 원목 100kg에서 보면 불과 4 ~ 5kg(약5 ℓ)정도 채취할 수 있다.

03

목초액의 주요성분

목초액은 200종류 이상의 천연성분을 함유한 액체로써 주된 성분은 초산으로 약 50%나 함유하고 있다. 하지만 목초액은 90%이상이 수분이므로 전체 용액중의 초산비율은 약 3%정도이다.

목초액은 pH3 전후의 산성액체로 식물이나 동물 등의 체내에의 침투성, 흡수성이 뛰어난 것도 커다란 특징의 하나이다. 이것은 메타놀, 프로페놀 등의 알코올류와, 케톤류, 알데히드 등의 스며들기 쉬운 각종 성분이 미량으로 함유되어 있기 때문이다. 목초액은 수분을 제외한 주된 성분을 정리해 보면 초산, 프로피온산, 의산(蟻酸)등의 유기산류와, 메타놀, 프로파놀, 에타놀 등의 알코올류, 그리고 에틸구아야콜, 구아야콜, 크레졸 등과 페놀류, 길초산(吉草酸)에스텔 등의 중성물질 그 외에 카르보닐화합물, 염기성성분 등으로 구성되어 있다.

예를 들면, 이러한 목초액의 특성을 잘 활용함으로서, 농업용의 경우에는 비료로 사용시 흡수를 잘 돕고 병충해를 줄이거나 여러 가지 효과를 얻을 수 있다. 또한 뛰어난 소취작용을 활용해서 가축의 분뇨에 섞으면 악취가 없어져 양질의 퇴비를 만들 수 있고 물에 목초액을 첨가하면 물의 분자집단(그라스다)을 작게 하고 흡수되기 쉬운 수질로 변화시킨다.

또한 목초액에는 호르몬작용도 있어서 식물에 극히 미량의 용액을 주는 것만으로 발아, 발근(發根), 성장을 촉진시키거나 과일의 당도를 높인다거나 가축의 사료에 혼합하면 내장을 튼튼하게 하고 육질이 좋아지게도 하는 작용이 있다.

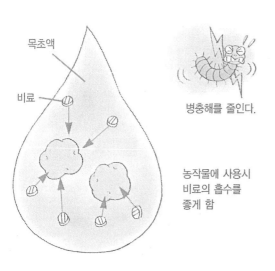

목초액

비료

병충해를 줄인다.

농작물에 사용시
비료의 흡수를
좋게 함

또한 반면에 산성의 성분이 많이 함유하고 있어 시간이 경과하면 점차로 화학반응을 일으켜 타르성분을 형성하기가 쉽다. 예를 들면 포름알데히드류가 페놀성분과 화합하여 수지(樹脂)가 되고 용기의 표층에 뜨거나, 하층에 침전하기도 한다. 이들 화합물(타르성분)을 제거하면 남은 성분이 또 화합한다. 증류정제한 목초액에 미량의 타르성분이 함유되어 있는 것도 이 때문이다. 타르성분을 많이 함유한 목초액은 유효성분이 적을 뿐만 아니라 흙이나 작물에도 유해함으로 농업에는 적합지 않다.

타르성분에는 크레오소트, 크레졸과 같은 유해물질도 녹아 있으므로 목초액 선택시 타르성분, 수지성분이 제외되었는지 잘 살펴보아야 할 것이다. 우선은 액체가 탁하지 않고 맑고 투명한 감이 있는 것을 선택하는 것이 좋다.

목초액은 이와 같이 200종류 이상의 유용한 성분을 함유하고 있지만, 아직도 밝혀지지 않은 성분이 많이 있어 이를 밝히려는 연구는 계속되고 있다.

어떤 학자는 현대과학의 합성기술이 발달하였다하여도 인간의 기술로 아직도 합성할 수 없는 것은 혈액(血液)과 바닷물 (海水) 그리고 목초액이라고 한다.

과연 자연에서 온 나무의 혈액이라 오묘한 신비를 품고 있는 것이 목초액인 것 같다.

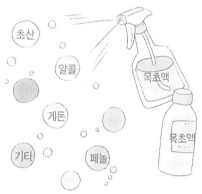

┃목초액의 주요성분┃

종류	주요 화합물
유기산류	개미산, 초산, 프로피온산, 유산, 이소유산, 발레리안산, 이소발레리안산, 크로톤산, 이소카부론산, 기타
페놀류	페놀, o.m.p-크레졸, 2.4 및 3.5키시레놀, 4-에칠 및 포로필렌페놀, 구아야콜, 크레오졸, 4-에칠 및 포로필-구야야콜, 피로가롤, 기타
카보닐 화합물	포름알데히드, 아세트알데히드, 프로리온알데히드, 이소부틸알데히드, 바렐알데히드, 이소발렐알데히드, 구리오키살, 기타
알콜류	메타놀, 에타놀, 프로파놀, 이소프로파놀, 기타
중성성분	레보굴사콘, 아세톨, 알톨, 유기산메틸에스테르
염기성성분	암모니아, 메틸아민, 디메칠아민, 피로딘, 기타

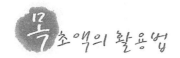 초액의 활용법

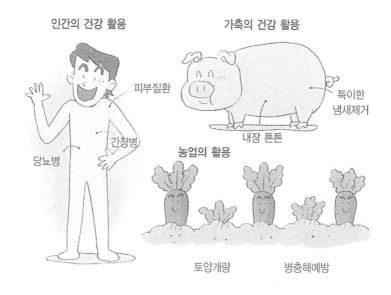

인간의 건강 활용

피부질환

당뇨병

간장병

가축의 건강 활용

특이한
냄새제거

내장 튼튼

농업의 활용

토양개량

병충해예방

- 제초 : 잡초방제
- 방충·방균 : 노린내, 진드기, 바퀴벌레, 엽면살포, 곰팡이
- 방부(防腐) : 목제방부훈제가공
- 매염(媒染) : 목초산철(木酢酸鐵 : 목초에 철을 담가 목제제품에 이용), 주산틀 검정염색, 비단옷감 염색
- 목초무두질 : 가죽무두질
- 기피제 : 지네, 거머리, 뱀, 모기, 벌레
- 항산화제 : 유지(油脂)
- 의료 : 정로환(설사약), 간장병, 당뇨병, 위장약, 피부약
- 공업 : 초산석회, 아세톤, 목정(木精), 메탄올
- 그 외 : 동물용 영양보조제, 동물치료용 원료

04

목초액의 이용용도별 분류

정치법, 증류법, 여과법, 활성탄법, 냉동농축법 등에 의한 정제목초액은 다음과 같은 많은 용도로 널리 활용되고 있음을 알 수 있다.

■훈액(燻液) : 액체훈제, 생선육가공품, 훈제식용유첨가통조림, 스모크

■토지개량 : 지력증진

■토양소독 : 입고병방제모판

■미생물활성 : 유용미생물의 증식에 의한 토양개량

■식물활성 : 발근, 발아촉진, 쌀, 보리, 잡곡류

■소취 : 양돈, 생선, 분뇨, 내장악취, 소취

■사료첨가 : 육류, 계란, 생선의 육질향상과 영양향상

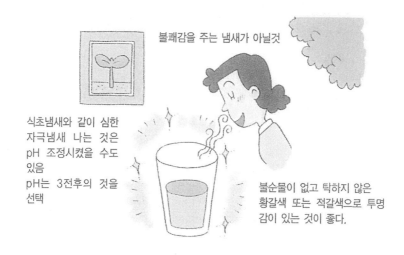

불쾌감을 주는 냄새가 아닐것

식초냄새와 같이 심한 자극냄새 나는 것은 pH 조정시켰을 수도 있음
pH는 3전후의 것을 선택

불순물이 없고 탁하지 않은 황갈색 또는 적갈색으로 투명감이 있는 것이 좋다.

◎ 좋은 목초액을 선택하는 기준

■농림업 : 유기농업, 벼농사, 감농약(減農藥), 감화학비료(減化學肥料), 퇴비발효조제(堆肥醱酵助劑), 육묘(育苗)

05

목초액의 효능과 활용

훈제액식품가공에의 활용

목초액의 특별한 향과 탈취력은 식품의 선도유지, 생선, 육류 등의 비린 냄새제거, 유지나 비타민 A의 산화방지, 식품의 방부, 살균, 방충 등의 작용이 있어 식품의 가공처리에 이제는 없어서는 안 될 존재가 되었다. 원래 생선이나 고기 등의 재료를 연기로 그을려 굽는 식품가공법을 일반적으로「훈제」라 부른다. 그러나 목초액이라는「훈제액」을 사용하는 식품가공법은 재료를 가열하기 전에 미리 희석한 액을 재료에 뿌리기도 하고 훈제액에 담그기도 함으로써 연기에 의한 훈제가공보다 가공시간이 단축되고 대량생산도 가능하게 되었다.

어육으로 만든 햄, 소세지의 경우도 가열하기 전에 원료육, 식염, 전분, 조미료 등과 함께 훈제액을 첨가하고 포장해 넣는 방법도 있다.

고래고기를 이용한 베이컨의 경우는 훈연(연기에 그을려 굽기)을 하지 않고, 그 전에 더운물에 끓임 공정으로 염수에 훈제액을 첨가 4 ~ 6시간 80℃에서 가열한 후 그늘에 말리는 방법을 하고 있다. 훈제액인 목초액은 23종류의 페놀류, 6종류의 유기산, 4종류의 프란카보닐 등의 물질이 함유되어 있지만 훈제액에 의해서 나는 풍기는 맛은 기본적으로는 페놀과 프란카보닐의 작용에 의한 것이라고 생각되어진다.

훈제액에 의한 풍기는 맛은 다른 훈제액처리법보다 손색이 없으며 중류정제기술의 진보에 의하여 목초액의 불순물제거 공정은 거의 완벽한 단계에 이르고 있다.

염려되는 벤조피렌 등의 발암성물질도 간단히 제거할 수 있는 기술의 바탕하에서 훈제액식품가공법은 안전성이 보장되고 있다.

● 소취제

최근 여러 분야에서 주목받는 목초액이 냄새를 없애는 소취제로서의 역할을 톡톡히 하고 있다. 소취역할은 숯도 목초액도 그 기능을 갖고 있지만, 숯은 그 자체가 다공질 구조로 되어 있어 그 다공질의 구멍이 악취의 근원이 되는 화학물질 등을 흡착해 주기 때문이다. 그러나 목초액은 숯과는 냄새를 없애는 방법이 다르며 목초액에 함유된 초산 등의 유기산류가 악취를 내고 있는 물질을 화학적으로 중화하거나 또는 독특한 스모크향이 악취를 싸고 감추어버리는 (마스킹효과) 소취역할을 하는 것이다.

생선의 훈제에서 생선비린내는 거의 나지 않는다. 실험삼아

100배로 희석한 목초액에 생선이나 고기를 담가서 조리해 보면 담근 시간이 짧아도 놀랄 정도로 냄새가 없어짐을 알 수가 있다. 그리고 가정에서 냄새의 근원이 되는 주방이나 목욕탕, 화장실, 싱크대 밑, 하수구, 세면기, 음식쓰레기용기 등에 50 ~ 100배로 희석한 목초액을 분무해 주면 소취효과를 확실히 느끼게 된다. 특히 실내에 개 등 애완동물을 키우는 가정은 아주 엷게 목초액을 가끔 분무해 주면 동물냄새를 없애는 것은 물론이고, 곰팡이, 진드기 등의 살균력도 있으므로 실내에 약간 목초액을 분무해서 마루를 닦아주는 것도 위생적이다.

목초액의 소취효과의 활용은 축산분야에서 닭똥냄새를 제거하기 위해서 10배 희석 목초액을 사용하여 효과를 보고 있으며, 가축사료에 섞어서 분뇨의 악취를 줄이기도 한다. 목초액을 혼합한 사료를 먹인 배설물이 일반사료를 먹인 배설물보다 암모니아 농도는 20 ~ 40%, 유화수소농도는 85% 정도가 줄어든다고 한다. 소의 경우도 같은 소취효과가 있다고 하며 돼지의 경우도 잔반에 섞어서 먹이면 식욕이 증가하고 생육상태도 향상하며 고기에도 불필요한 지방이 확실히 줄어든다고 본다. 목초액의 혼합비율은 고작 사료의 0.1 ~ 1%를 넣은 것이다. 다만, 너무 냄새가 강한 목초액을 많이 첨가하면 오히려 강하게 타는 냄새 때문에 사료를 먹지 않으므로 적은 량의 혼합을 권장하는 바이다.

● 농업과 원예에의 활용

목초액을 농약에 섞어서 씀으로서 농약사용량을 줄이는 효과가 있다. 물론 목초액을 희석하여 잎면살포를 하면 잎사귀의 활력이 높아져

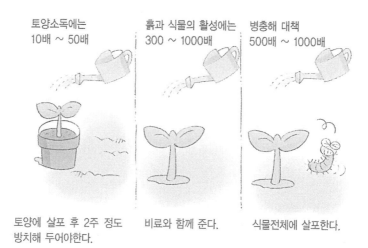

토양소독에는 10배 ~ 50배	흙과 식물의 활성에는 300 ~ 1000배	병충해 대책 500배 ~ 1000배
토양에 살포 후 2주 정도 방치해 두어야한다.	비료와 함께 준다.	식물전체에 살포한다.

◑ 사용목적별 목초액의 희석 비율

잎에 윤기를 나게하고 색감도 진해지게 된다. 병충해에 대한 저항력도 강해져서 진드기 등의 병해충도 감소되고 각종 질병에 잘 걸리지 않게 된다.

또, 일조량이 부족하여 식물의 광합성이 약해지면 비료 밸런스가 깨져서 과일의 단맛이 부족하게 되고 작황도 줄어들게 된다. 이런 경우에도 500 ~ 1000배 희석한 목초액을 살포함으로서 작물의 당도가 향상되고 맛도 좋아지게 된다.

가정의 화분이나 정원에 심은 채소에도 500배에서 1000배 사이로 희석하여 2주에 한 번 정도 뿌려줌으로서 병충해를 막고 뿌리가 잘 내리게 되고 잎면도 싱싱한 화초나 채소를 기를 수 있다. 경험해 보면 목초액의 역할을 확실하게 느끼게 될 것이다.

목초액이 식물에 주는 역할을 정리해보면

① 유용한 미생물의 번식을 도와서 좋은 땅을 만든다.

사람의 눈으로는 볼 수 없지만 흙에는 많은 미생물이 살고 있다. 이러한 미생물에는 식물에 해를 주는 것도 '서로 도움'을 주고 서로 좋은 영향을 주는 것도 있다. 이 식물에 건강을 지켜주는 미생물을 유용미생물이라고 하고 이것이 많은 흙이 식물에 좋은 흙이 되는 것이다. 목초액은 이러한 유용미생물을 증가시켜 주는 흙을 만들어 주는 것이다.

② 식물의 생리대사를 활발하게 한다.

식물은 뿌리로부터 수분이나 영양분을 흡수하고 태양의 빛을 받아서 녹색 잎으로 광합성을 하여 새로운 세포를 만들어내고 성장

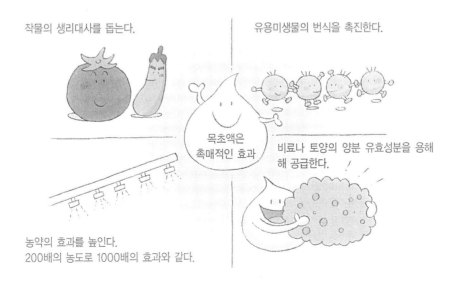

작물의 생리대사를 돕는다.

유용미생물의 번식을 촉진한다.

목초액은 촉매적인 효과

비료나 토양의 양분 유효성분을 용해해 공급한다.

농약의 효과를 높인다.
200배의 농도로 1000배의 효과와 같다.

◎ 식물에 작용한 목초액의 4가지 역할

해 가는 것이다. 이러한 식물 속에 일어나는 여러 가지의 반응이 생리대사이다. 목초액은 이 반응을 활발하게 한다.

③ 유기성분(有機成分)의 역할을 돕는다.

부엽토 등이 함유하고 있는 유기성분은 식물의 성장에 빠질 수 없는 영양분이 된다. 단지, 성분을 응축해서 만든 화학비료와 같은 즉효성은 없다. 목초액은 부엽토 등이 함유한 유기성분을 빠르게 용해시켜 흡수를 잘 되게 한다.

| 목초액의 농축산업에 희석사용비율 |

구분	희석배(20ℓ 당)	사용 성과
종자소득	200배(100cc)	20분간 침전후 파종하면 발아촉진과 병해예방
육묘시	700배(28cc)	7 ~ 10일 간격으로 엽면살포하면 발근 · 생장촉진 · 질병예방효과가 크다.
토양소독	50~100배 (200~400cc)	평당 3ℓ 정도의 목초희석액을 고루 살포후 갈아엎으면 염류직접해소 · 선충사멸 · 병균제거와 유효균증식 · 감자 · 당근 등 연작장해 해소
토양관주	200배(100cc)	작물이 자라는 과정에서 질병발생시는 일차로 물을 충분히 관수한 후에 목초액을 재차 관주 (큰과수는 주당 4~5ℓ 관주)
잎면살포	600배(30cc)	효소제와 혼용시 더욱 효과적 채소 · 과수 · 수도작 등 모든 작물에 10~15일 간격으로 살포하면 각종 병해의 예방 · 치료와 당도증진 · 착색효과 지대
표피상처	원예	과채류중기 무름병, 만할병이나 과수류의 부란병과 같은 표피상처에는 목초원액을 붓으로 도포하면 신속히 치료됨

구분	희석배(20ℓ 당)	사용 성과
분뇨악취 제거	50배(400cc)	축사나 쌓인 축분위에 살포하면 악취가 제거되고 퇴비발효촉진
사료첨가	100배	목초희석액을 흡수시킨 쌀겨를 전체사료의 1%씩 혼합급여하면 소화기계 질병·예방·치료와 육질개선·유량증대효과(비육우 큰 소는 2%까지 확대가능)와 음수에 타서 먹일 경우 물 1말 당 평상시 30cc, 소화기 장애시 50cc를 혼합급여하면 더욱 효과 적임

● 농약의 효과를 높인다

농약을 사용할 때 목초액을 엷게 희석하여 함께 사용하면 농약의 사용량을 반으로 줄일 수 있고 농약의 효과를 높인다.

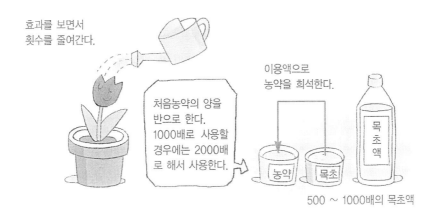

효과를 보면서 횟수를 줄여간다.

처음농약의 양을 반으로 한다. 1000배로 사용할 경우에는 2000배로 해서 사용한다.

이용액으로 농약을 희석한다.

목초액

농약   목초

500 ~ 1000배의 목초액

◎ 목초액과 농약을 함께 사용할 때

1 목초액 적용대상의 지하부 토양병해

청고병(풋마름병), 뿌리혹 선충, 바이러스병, 모자이크병, 눈선충, 입고병, 위조병, 위축병

2 목초액 적용대상의 지상부 병해

잿빛곰팡이, 탄저병, 흰가루병, 청가루병, 백녹병, 노균병(배또병), 싹마름병, 벼도열병, 역병, 균핵병, 무름병, 응애, 진딧물

3 목초액을 농약비료와 혼용할 때

ⓐ 희석량

농약과 비료의 량을 1/3이나 기존의 1/2섞어도 효과는 아주 높다.

ⓑ 농 도

일반작물 병발생시 : 200 ~ 300배액(고농도)

예방 및 발아촉진제 : 500~1000배액(저농도) (농약, 비료(액비)를 줄여 희석 가능)

ⓒ 효 과

- 비료, 농약의 효과를 3배 이상 증가
- 침투력이 매우 빠르다
- 병발생 주기가 늦어지며, 병해에 강해진다
- 농약, 비료가 1/2이상 줄어 경제적이고, 다수확이 예상된다

기피제(忌避劑)

목초액은 해충이나 소동물의 접근을 못하게 하는 역할도 하고 있다. 우리는 피톤(식물) 치드(죽이다)라 하여 어떤 식물의 강한 정유(精油) 성분이 벌레나 세균을 죽이기도 하고 쫓아내는 성질도 있으며 살균력도 있다는 것을 알고 있을 것이다. 목초액도 그 냄새와 성분에 피톤치드와 같은 효과가 있는 것 같다. 진드기와 같이 식물에 붙는 해충이나 들쥐, 두더지, 지네, 뱀, 들개, 도둑고양이 등이 자주 다니거나 해코지하러 나오는 곳에 목초액을 뿌려두면 불가사의하게 접근을 하지 않는다. 왜 접근하지 않을까? 그 이유는 타는 냄새 등도 영향을 받겠지만, 해충이나 작은 동물의 유전자가 본능적으로 불을 피하려고 하는 반응으로 해서 오는 현상은 아닐까 생각한다.

목초액의 독특한 타는 냄새는 결국 숯을 구울 때의 타는 냄새이므로 불을 연상시켜 직감적으로 회피반응이 오는데서 나타나는 기피현상이 아닐까 싶다. 기피용으로 사용되는 목초액은 정제할 필요는 없고 조목초액이라도 상관없이 쓸 수 있다.

일본에서는 까마귀나 도둑고양이, 개 등의 피해가 자주 발생하기 때문에 전문기피제로서 상품화된 여러 종류의 제품이 판매되고 있다. 물론 목초액을 살포하면 기피제로서의 역할뿐 아니라 소취제로서의 역할도 훌륭히 하므로 일석이조의 효과를 볼 수 있다.

축산에 활용

1 목초액은 가축의 육질을 좋게 한다

어떤 농가에서 목초액과 숯가루를 먹이에 적당한 량을 섞어서 돼지에 먹여보았더니 우선 먹이에 냄새가 없어지고 식욕이 왕성하며, 성장이 빠르고 내장 상태를 알 수 있는 분뇨의 형태나 냄새가 확실히 적어짐을 알게 되었다 한다.

돼지의 내장을 해체해 본 결과 내장의 색이 좋고 윤기가 있어 내장물의 식재 활용량이 훨씬 많아졌고 불필요한 지방이 없고 고기 전체가 육질이 좋아 매우 쫄깃쫄깃하다고 하며 특히 전문수의사의 판단으로는 간장의 건강상태가 좋다는 것이 육안으로도 알 수 있었다고 한다. 또한 동물의 위나 장에 많은 미생물이 살고 있는데 목초액은 체내의 미생물 활동을 돕는 역할을 하는 것 같다고 한다. 더욱이 돼지분뇨의 소취효과와 더불어 희석 목초액을 축사에 뿌림으로서 냄새를 없애는 역할도 하게 된다.

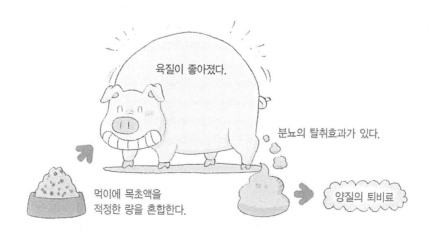

육질이 좋아졌다.

분뇨의 탈취효과가 있다.

먹이에 목초액을
적정한 량을 혼합한다.

양질의 퇴비료

② 대량사육양계의 경우(Broiler)

목초액을 닭 사료에 혼합함으로서 육질을 쫄깃하게 하며, 살이 부드러워지고, 포화지방산이 감소하고, 불포화지방산이 증가하기 때문에 맛이 좋고 닭고기 특유의 냄새도 없어진다.

③ 계란의 경우

계란의 껍질이 단단해지고, 노른자의 탄력도 현저하게 높고, 맛도 진하며, 단맛이 증가하고, 계란의 점착성이 강해진다.

일본기후(岐阜)대학교육대학의 연구보고서에 의하면 배합사료에 중량비 목초액을 1.5%를 혼합하면, 비타민A가 23%, 비타민 E가 50%, 비타민 B12가 14% 각각 증가하고 비타민 강화 계란으로서 차별화 할 수 있는 계란으로 판매할 수 있게 되었다고 한다. 또한 노란자 속의 콜레

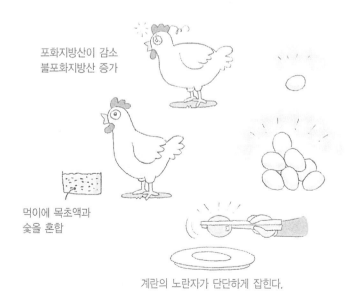

포화지방산이 감소
불포화지방산 증가

먹이에 목초액과
숯을 혼합

계란의 노란자가 단단하게 잡힌다.

스테롤은 목초액 투여 후에 다음과 같이 감소했다고 한다. 투여 1개월 후에 16% 투여 3개월 후에 25%나 감소하여 저콜레스테롤계란으로서 차별화할 수 있게 되었다고 한다.

4 육류의 경우

육류의 사료 효율이 좋아지고 살이 잘 찌게 된다. 소의 스트레스가 줄어들고, 털의 윤기가 뚜렷하고, 홀스타인의 경우 흑백 반점의 경계가 확실해졌다. 분뇨의 악취에 대비해서 배합사료 중량의 1%를 혼합함으로서 50%이상 악취가 감소되었다. 소화기내 유용박테리아의 역할이 활발해지고, 소화기내의 가스발생도 현저히 감소되고 내장 각부의 결석이 적어지는 것도 내장 해체시 조사결과에 나타났다. 고기의 육질이 옅은 적색에서 한층 진한 적색으로 변했고 황색기운을 띄는 지방부분이 백색이 되었다고 한다.

수산양식업의 활용

수산양식어업에서도 특히 새우, 도미, 방어, 광어, 숭어, 은어 등에 숯의 활용도가 높다.

방어의 경우 양식어에 먹이량의 1%에 해당하는 목초액을 혼입한 경우 3년간에 걸쳐 고기의 몸을 조사한 결과 물고기의 체중이나 신장 등에는 큰 차이가 없었다.

그러나 목초액을 첨가하여 사료로 쓴 양식장과 첨가하지 않은 양식장과 비교 조사한 결과를 보면 무첨가 양식장에 비해 물고기의 내장중

량이 64.2%, 간장체중은 50%, 복강 내의 지방량은 54.5%로 현저하게 내장의 양이 적었다는 것이다. 즉 목초액을 첨가하여 양식한 물고기는 내장의 량이 적으므로 음식재료로 쓸 수 있는 고기의 양이 많아졌다는 것이다. 물고기 전체의 무게는 줄지 않았기에 음식재료 양은 오히려 많은 것이다.

장어양식장에서 면관병(綿冠病)으로 죽는 장어를 구제하기 위하여 사료 20kg에 대해서 목초액을 50 ~ 180cc 혼입한 바 죽는 장어의 수량을 현저히 줄일수 있었다.

06
목초액이 피부를 살린다

    수목이 품고 있는 생명의 물인, 수액은 대자연의 에너지를 간직하고 있어 우리는 숲 속에서 삼림욕으로 이 에너지를 받을 수 있고 가정에서는 목초액으로 이를 대신할 수 있다.

    피부나 스킨케어에 활용이 기대되는 목초액은 200종류 이상의 천연성분을 함유한 불가사의한 물질로써 마법의 물이라고도 한다.

    이것이 하는 작용은 살균작용, 소염작용, 소독작용, 항균작용, 항산화작용, 유기물에 우수한 침투작용, 원적외선방사, 피부활성화, 피부각질형성작용, 피부수축작용 등이 있다.

    목초액이 가진 성분에는 피부를 살리는 효능과 작용이 있는데 초산성분은 피부표면의 각질을 부드럽게 하거나 수축하는 수렴(收斂)작용이 있고, 알코올류성분은 피부를 청결하게 하며 살균, 소염작용을 한다.

알데히드류 성분은 피부속으로의 침투성이 우수하므로 화장크림, 영양크림, 핸드크림에 이용하면 좋겠다.

이러한 특성을 활용한 스킨케어제품이 많이 시판되고 있다. 목초액에 함유된 탄소(입자)는 피부세포를 활성화시켜주므로 피부의 노화를 방지하며 그리고 항균, 항산화작용도 있으므로 피부를 살리는데 일조를 하고 있다.

 피부질환개선과 목초액, 죽초액의 역할

① 피부가 가렵고, 몸에서 가루가 떨어지는 분

목초액과 물을 2분의 1씩 희석한 목초액(또는 죽초액)으로 매일 자기전에 전신에 바르고 잔다든가, 욕실에 50㏄ 정도 넣어서 목욕하며, 세숫물에는 약간의 목초액을 희석하여 씻으면 피부가 고와짐을 느낄 수 있다.

특히 노인성피부 건조증에 희석 목초액을 자주 바르고 목초와 숯목욕을 하면 효과적이다.

② 여드름도 목초액으로 개선된다

목초원액을 솜에 적셔서 하루에 2 ~ 3회 바르면 빨갛게 화농한 환부가 살균 소독되어 피부가 서서히 아물어지면서 정상피부로 되살아난다.

③ 머리가 가렵고 비듬이 있으면 목초액으로 감는다

세면기에 목초액 5㎖(한 숟가락 정도)를 넣어서 희석한 물로 머리를 감으면서 마사지하면 머리도 가렵지 않고 비듬도 없어진다. 머리에 도포하기 편리한 스프레이 제품도 시판되고 있다.

4 탈모가 걱정되는 분

자기 전에 정제목초액 원액에 물을 3배 희석하여 며칠 계속 바르거나 머릿속을 스프레이하면 탈모방지효과가 있음을 알 수 있다. 물론 저녁에 바르고 아침에 샤워함으로서 목초액 냄새를 씻어 없애면 된다. 심한 탈모도 막을 수 있고 머리가 갈라지는 가지머리도 방지된다. 머리를 씻을 때 숯비누와 숯삼푸를 사용하면 머리의 모공에 쌓인 노폐물을 흡착 배출시켜 모공을 깨끗이 열리게 하여 발모효과도 기대할 수 있다.

우리 나라에서도 죽초액이 육모, 탈모제로 개발되어 사용하기에 편리하게 스프레이 제품으로 판매되고 있다.

■얼굴에 뾰드라지가 나면 목초액을 바르면 개선된다.

■화상 입은 피부에 발라 흉터 없는 치유적 효과를 본다.

■항상 꺼칠꺼칠한 얼굴도 매일 세수할 때마다 목초액을 조금씩 희석해 사용하면 피부가 고와진다.

■충치로 잇몸이 부어서 아플 때 목초액을 치약에 발라 양치하면 살균 소염 효과를 얻을 수 있다. 필자가 경험하고 회원들이 사용한 체험에서 양치용숯이 확실한 효과를 보고 있다.

■목이 붇거나 아플 때 목초액 가그린을 하면 효과가 있다.

■코막힘, 화분증에는 코 안에 아주 연한 희석목초액을 면봉으로 도

포하면 효과를 본다.

■로션이나 화장크림 사용시도 목초액 1 ~ 2방울을 첨가해 쓴다. 피부가 촉촉하면서 매끈매끈함을 느낄 수 있다. 크림을 손바닥에 올려놓고 목초액 1 ~ 2방울을 떨어뜨려 사용한다.

① 가능한 한 증류 정제된 목초액·죽초액을 사용한다.

② 보통 사용하는 크림을 손바닥에 올려놓는다.

③ 이 크림에 목초액을 1 ~ 2방울 떨어뜨린다.

④ 손바닥에서 크림과 목초액을 잘 갠다.

⑤ 거친 살결이나 까칠까칠한 살결, 물일을 한 후에 사용한다.

■피부의 상처나 찰과상, 베인 상처에 목초액을 바르면 효과가 있다. 목초액의 주성분인 알코올은 살균소독 역할을 하고 탄소입자는 피부세포를 활성화 한다.

■모기 등 각종 벌레 물린 곳에 목초액을 바르면 효과가 있다.

■치질에는 목초액 좌욕과 숯방석을 사용하면 효과적이다.

■땀띠에 희석목초액을 바른다.

■심한 무좀에는 죽초액이 효과적이며 원액을 솜에 묻혀 바르거나 약간 물에 희석하여 용기에 담아 발을 담그고 30분 이상 몇 회 계속하면 개선된다. 또는 다섯 발가락 양말에 죽초액을 적셔 신고 비닐양말이나 은박지양말을 덮개로 신어 1시간

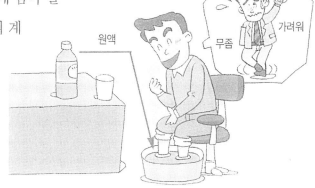

원액   무좀   가려워

경과 후 벗는 방법으로 2, 3회 하면 심한 무좀도 없앨 수 있다.

■손과 발이 텄을 때 무명천에 목초액을 적셔 밀착포를 붙이고 자면 확실한 효과를 본다.

■아토피성 피부염은 죽초액 요법이 효과가 있다.

이 피부염은 피부를 긁음으로서 상처가 생기고 더욱 악화되는 악순환을 반복하기 때문에 가려움을 중지시키는 것이 중요하다. 환부에 죽초액을 1일 2~3회 바르면서 숯과 죽초액을 넣은 목욕을 계속하면 체내 독소배출과 혈액순환을 촉진시키면서 피부세포의 활성화를 도와서 개선되어 진다. 곁들어 숯가루를 복용함으로 체내의 해독, 정장작용과 부패가스제거, 숙변제거 등으로 장내를 깨끗하게 하여 좋은 영양과 혈액을 공급하게 한다.

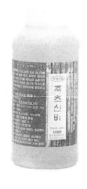

피부는 내장의 거울이라는 말이 있듯이 피부와 내장을 동시에 다스려야 지독한 아토피성 피부염을 정복할 것이다. 물론 식이요법도 병행해야 한다. 현대의학도 해결하기 어려운 피부병이지만 증상억제제가 없는 것은 아니나 스테로이드(Steroid)계의 바르는 약은 부작용이나 의존증이 문제가 되기 때문이다. 즉 스테로이드계 피부약은 치료제가 아니고 억제시키는 역할밖에 없으므로 곧 재발하게 된다.

목초액보다 죽초액을 아토피에 쓰는 것은 살균, 소독, 소염, 효과가 목초액보다 훨씬 높기 때문이며, 일본에서는 죽초액을 이용한 아토피 개선연구가 활발하다.

■발 냄새, 땀이 많이 나는 분은 목초액으로 자주 발을 씻으면 효과적이다.

알고
가기

피부적성 테스트

목초액을 피부에 활용할 경우 목초원액을 팔 안쪽 겨드랑이의 약한 피부에 조금 발라 목초액
의 피부적응성을 테스트하여 피부가 빨갛게 되거나 가려우면 중지하여야 한다.

생활속에서 목초액 희석 활용법

목초액을 증류하여 1차 정제된 목초액은 희석비율을 다음과 같이 하
면 훌륭한 효과를 볼 수 있다.

1 원액

- 제습 : 습기가 많은 곳이나 침구류에 분무한다.
- 벌레방제 : 바퀴벌레 등을 도망가게 한다.
- 무좀 : 심한 무좀에는 원액에 발을 담근다.
- 목욕 : 욕조에 약 50cc 넣는다
  몸이 아주 따뜻해지고 몸이 가볍다.

2 2배 희석

머리, 피부에 스프레이 또는 바를 때(탈모, 비듬, 가려움 방지)

3 10배 희석 : 습포(濕布)

타박상, 화상, 벌레물림, 베인상처, 피부염, 부종, 어깨결림에 효과,
10배 희석액을 따뜻하게 해서 헝겊에 적셔서 환부에 댄다.

④ 100배 희석 : 살균, 소취

부엌, 화장실, 목욕탕, 옷장, 거실 등에 분무

● 목초액과 숯을 넣은 목욕을 권한다

일반적으로 목욕의 효과 외에 목초액에 함유된 약 200종류 이상의 천연성분이 탕에서 전달되어 다음과 같은 플러스효과를 얻는다.

① 이런 점에 좋다.

피부염가려움, 거친피부, 알레르기성 피부염, 아토피성피부염, 부종, 루마치스, 어깨결림, 근육통, 요통, 냉증, 불면증, 신경통, 스트레스, 피부미용, 혈액순환

② 이래서 좋은 목욕이다.

① 탕의 물이 부드럽고 연한 물로 변한다

처음 탕에 들어가면 약간 알리는 자극을 느끼지만 이것은 수돗물에 함유된 염소, 탄산가스, 공기 등이 용해되어 이 기체가 가스기포가 되어 피부에 붙기 때문에 곧 숯의 뛰어난 흡착력으로 염소 등을 흡착하게 하고 연한 물로 변한다.

그리고 숯과 목초액이 탕 물의 물분자구조(클러스터)가 가늘게 만들어 체내 침투을 빠르게 한다.

② 수질이 약알칼리성 온천으로 변한다

보통의 수돗물이 산성이나 중성이지만 목초액과 숯을 넣으면 알

칼리성분이 용해되어 마치 약알칼리성 온천이 된다.

③ 숯과 목초액에서 원적외선이 방출되어 몸 깊은 곳까지도 열이 침투하여 혈액순환을 촉진시켜 혈행을 원활히 하고 노폐물을 배출시킨다.

④ 목초액은 살균, 소독, 소염, 항균작용을 하여 피부의 활성화, 피부각질의 형성작용, 피부수축작용 등을 하며 우리 인체에 침투력이 뛰어나다.

목욕용의 숯은 백탄으로 단단하고 숯가루가 많이 나오지 않는 것 또는 은빛 대나무숯 등을 부직포나 망주머니에 넣은 1 ~ 3kg 정도가 알맞으며, 사용후에는 건조하여 2개월 정도 재사용이 가능하다. 목초액은

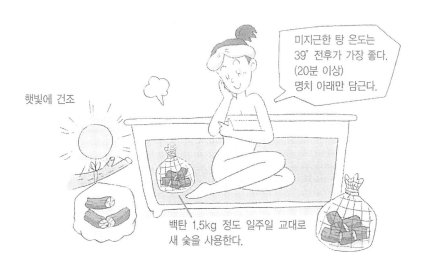

햇빛에 건조

미지근한 탕 온도는 39° 전후가 가장 좋다. (20분 이상) 명치 아래만 담근다.

백탄 1.5kg 정도 일주일 교대로 새 숯을 사용한다.

◎ 숯을 욕조에 먼저 넣고 물을 받으면 미네랄이 용해되고 빨리 몸이 따뜻해지고 탕도 빠르게 식지 않으며, 피부도 매끈매끈해진다.

담갈색의 정제된 목초액 50 ~ 100cc 1회 첨가한다. 사용기간이 끝난 숯은 화단, 화분에 뿌리고 목욕이 끝난 물은 화분, 화초에 주면 화초의 성장촉진과 발근력을 높여 아주 잘 자라게 된다.

목욕은 명치 밑까지만 몸을 담그고 땀을 빼면서 15분씩 반복하고 수시로 탕물을 머리와 몸에 적신다. 탕 물의 온도는 39℃ 정도가 적합하다. 적당한 온도로 반신욕을 함으로서 냉증을 없애면서 노폐물을 배출하고 또한 심장을 더운물에 담그지 않으므로 입욕후 피로가 없는 상쾌한 목욕을 할 수 있다.

목초액과 숯목욕은 아토피성 피부병으로 고생하는 어린이들에게 환부의 살균, 소독, 소염, 효과와 체내 산독을 뽑는 방법으로 권하고자 한다.

● 목초액의 주성분을 활용한 스킨케어 (Skin Care)상품

정제목초액의 새로운 이용법에 관심이 모아지고 성분의 특성을 응용한 건강, 미용에 관한 연구가 계속되면서 그 효용성이 인정받고 있다. 건강미용제품에서는 성분중 페놀류, 알코올류에 의한 살균작용, 초산에 의한 피부수축작용과 알데히드성분의 피부 침투력을 활용한 비누, 크림, 로션, 입욕제, 무좀개선제, 탈모방지제, 헤어샴푸, 보디샴푸, 팩, 세안제, 발관리스프레이 등이 관심을 끌고 있다.

　피부와 환부에 직접 바르기도 하고 담그기도 함으로 품질의 안전성
이 필요하다. 목초액은 채취할 때의 적합한 온도에서 채취를 하고 정제
하여 타르성분이 제거된 목초액을 사용하여야 한다.

　음용하지 않는다는 이유로 정제되지 않은 목초액을 사용하지 않아야
부작용 없는 천연성분으로서 진가를 발휘하게 된다.

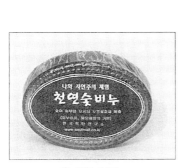

◎ 천연 숯비누

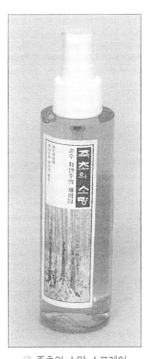

◎ 죽초의 소망 스프레이

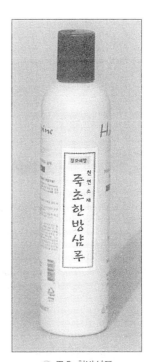

◎ 죽초 한방샴푸

07
음용목초액의 효능과 체험자의 증언

🔊 3개월간의 목초액음용으로 간기능의 GOT 수치가 70에서 40으로, 혈당치도 220에서 140으로 개선되었다.

(쿠마모또현 山田信男씨 56세·회사원)

나는 권태감이나 수족이 냉함 등으로 늘 시달렸습니다.

1년 365일, 하루도 저녁 반주를 거른 적이 없을 정도로 술을 좋아합니다. 맥주를 큰 병 2병, 음료에 칵텔한 소주 한 컵 정도 마십니다. 누가 뭐라고 해도 술을 좋아하기에 그만둘 수 없습니다.

그것이 화근이 된 것이겠죠. 10년전에 받은 검진으로 당뇨병과 간장병이 아닌가 라고 했습니다.

생각해 보면 그러한 증상이 나왔습니다. 푹 자고 휴식을 취할 생각이라도 하면 하루 종일 몸이 무겁고 나른하며 손과 발끝의 냉기도 느끼게 되었습니다. 그리고 자고 일어나기가 대단히 힘들었습니다. 실은 이들이 모두 당뇨병 특유의 증상이었던 셈입니다.

다행히 약을 복용할 정도는 아니고 술과 식사를 제한하게 되었습니다. 동시에 신문이나 잡지에서 당뇨와 간장에 좋다. 라고 소개되고 있는 건강식품을 시도해 보았습니다.

흑초(黑酢)나 키토산도 먹어보았고, 매일 박과(科)에 속하는 여주열매도 먹어보았습니다. '몸을 위해서' 라고 하면서 참고 먹었습니다. 그러나 나의 경우는 어느 것도 효과가 없고 좋은 결과는 나오지 않았습니다.

간장이 나빴던 친지는 모두 목초액으로 건강해졌습니다.

병을 앓고 나서 약 2년 후, 어떤 건강식품도 반응이 없었던 가운데 놀랍게도 목초액을 마신 다음날에 효과를 실감할 수 있었습니다.

나른했던 몸이 개운하고 가벼워져서 아침에 일어나기도 상쾌했습니다. 이렇게 곧 변화가 확실하게 나타나다니 놀랐습니다.

이제까지 시도한 건강식품과는 명확히 다르구나. 이제는 됐다! 그렇게 느껴서 1일 3회 차나 된장국, 물 등의 음료수에 약 5방울 넣어서 마시도록 했습니다. 그러자 검사수치도 서서히 내려갔습니다.

처음에 효과가 나타난 것은 간장이었습니다. 자세히 기억하고 있지는 않지만 GOT가 60 ~ 70이었던 수치가 정상범위내의 40이하로 내려갔습니다. 그것을 마시기 시작하고 나서 나를 해방시켜준 것이므로 이정도로 행복한 일은 없었습니다.

20인 가까운 친지에게 권했더니, 간장을 앓고 있던 사람은 모두 좋아졌습니다. 간장이 나쁜 사람, 술을 마시는 사람에게는 반드시 권합니다.

나는 지금도 매일 밤 술을 마시고 있습니다. 이 즐거움을 뺏기지 않을려고 목초액을 계속 마시고 있습니다.

물론 간의 기능도 혈당치도 정상, 몸은 매우 건강해요.

나무의 유효성분을 200종류 이상이나 함유한 목초액은 혈액을 깨끗한 상태로 하여 주며 당뇨병·간기능·통풍·고혈압 등을 서서히 개선해 준다.

(의학박사 草谷洋光씨와 종합건강개발연구소사무국장 田村俊史康씨)

옛날부터 민간약으로서 대활약하고 있는 목초액이 이제 주목을 받기 시작하고 있습니다. 생활습관병의 예방개선효과가 대단히 높다는 사실을 알았기 때문입니다.

목초액이란 무엇인가?라는 의문을 갖고 있는 분도 계시겠지요. 목초액이라는 것은 나무를 구워서 숯으로 하는 과정에서 생기는 연기나 수증기를 냉각하여 거기에 함유된 수액을 모은 것으로 수목의 엑기스라고 해도 좋을는지 모르겠습니다.

건강식품으로서의 목초액은 비교적 새로운 것입니다만, 산악지대에 사는 사람들 사이에는 옛날부터 생활 속에서 이용되고 있었습니다. 비료로서 사용하면 농작물의 성장이 좋아지고 수확량도 현격히 늘어난다고 하고 피부질환이나 순환기질환, 소화기질환의 민간요법에서는 약으로서도 효과를 인정받고 있었습니다.

그러한 사실이 재평가되고, 연구나 실험, 분석이 행하여지게 됨에 따라서 여러가지 효능이 있다는 사실을 알았습니다.

　예를 들면 당뇨병을 발증시킨 쥐에게 목초액을 5%의 농도로 희석한 물을 주어서 사육한 실험에서는 증상이 개선, 정상적인 쥐와 같은 상태로 되돌아왔습니다. 또, 당뇨병인 쥐는 100%에 가까운 확률로 백내장을 합병합니다만, 목초액을 넣은 물로 사육한 쥐의 경우는 백내장이 되지 않습니다. 기후(岐阜)대학농학부의 실험에서는 목초액을 가한 먹이로 사육한 양계닭의 피하지방이 감소, 그 양계닭이 낳은 계란은 날짜가 경과함에 따라 콜레스테톨치가 약 20%감소했다고 하는 결과를 얻었습니다.

　자세한 연구는 시작한지 얼마 되지 않아서 목초액에는 미지의 부분이 많이 남아 있습니다만, 이들 실험결과를 보아도 생활습관병에 대한 개선효과에는 의심의 여지가 없습니다.

　오염된 혈액이 깨끗해진다.

　나무를 탄화시켜 만든 목초액에는 원료인 수목의 미량성분이 200종류 이상이나 함유되어 있습니다. 각각 성분이 어떻게 인체에 작용하는가 하는 점은 유감스럽게도 해명되어 있지 않습니다만 많은 임상시험에서는 고혈압, 당뇨병, 통풍 등이 개선되었다고 하는 예를 많이 볼 수 있습니다. 이것은 주성분인 초산을 비롯한 유기산이 혈액을 산성에서 약알카리성으로 변화시키기 때문이라고 생각되어집니다.

　혈액은 본래, 어떤 것을 먹어도 약알카리성으로 유지되고 있는 것입니다. 그런데 몸의 기능이 쇠약해 있을 때는 산성으로 기울수가 있습니다. 혈액을 산성화시키는 물질에는 알코올이 변화해서 생긴 아세트알데히드도, 지방이 분해할 때 생기는 아세톤, 단백질이 아미노산으로 변화할 때에 부산물로서 발생하는 암모니아 등이 있습니다.

　이들 물질이 혈액 중에 늘어나면 혈액이 산성으로 치우치는 셈입니다만 혈액의 산성화는 바로 혈액의 오염. 혈액의 밸런스가 약간 무너지게 되고, 산소나 영양분이 장기나 세포에 미치지 않고 기능이 저하하거나, 혈관이 동맥경화를 일으키거나 하여 전신에 여러 가지 부조화가 생길 수가 있습니다.

　목초액의 유기산은 산성화된 혈액을 본래의 약알카리성으로 되돌리고 깨끗한 상태가 되게하므로 통풍이나 당뇨병 등을 개선합니다. 또 혈액이 양호한 상태로 되는 것은 동맥경화, 혈중 콜레스톨이나 중성지방 등의 개선에 도움이 된다는 것은 말할 것도 없습니다.

　목초액은 이와 같이 혈액을 깨끗이 하므로 생활습관병의 위험에서 몸을 지켜주는 셈입니다만 효과를 얻기 위해서는 계속 사용하는 것이 중요합니다. 목초액은 독한 자극이 없고 대단히 마시기 쉬운 것이 특징입니다. 컵 한 잔의 물이나 차에 5 ~ 10방울 넣어 하루에 2 ~ 3회를 기준으로 마시면 좋겠지요. 개인차가 있습니다만 3 ~ 4개월로 혈압이나 혈당치 등에 변화가 나타나는 예가 많이 있는 것 같습니다.

　최근에는 목초액으로 아토피성 피부염이 개선된 케이스도 늘고있습니다. 이것은 살균작용과 보습작용을 위해서라고 생각됩니다. 목욕 후 세면기에 한 컵의 더운 물에 3 ~ 4방울 떨어뜨려서 씻으면 살결이 꺼칠거나 가려움의 증상이 진정됩니다. 투명하고 탄 냄새가 적은 목초액이라면 높은 효과를 기대할 수 있다.(의학박사 草谷洋光)

　목초액이라고 하는 것은 수목으로부터 추출된 엑기스로부터 만들어진 것, 의학적인 면에서의 작용은 아직 분명하지는 않습니다만, 최근에는 목초액의 과학적인 분석 등에 의해 서서히 그 비밀이 분명해지고 있습니다.

그러나, 한 마디로 목초액이라고 해도 그 종류는 다양합니다. 사용법이나 선별에는 주의할 것이며, 특히 음용하는 경우에는 무색투명하고 타는 냄새가 적은 것이 품질이 좋습니다. 목초액은 음용수로서의 인가를 받은 제품이어야 안심하고 마실 수 있습니다.

음용목초액의 의학적 효능사례

음용목초액의 효능에 대한 전문 의료인 및 음용체험사례와 외국의 의료인 등 효능에 대한 의견을 종합해 보면 다음과 같이 정리할 수 있을 것 같다.

① 간질환치료효과 : 간염, 간경화, 황달의 개선과 검사수치로 본 효과
② 숙취해소효과와 혈중알코올지수저하
③ 당뇨병환자의 혈당치개선효과
④ 만성피로해소 및 권태감개선
⑤ 아토피, 천식 등의 알레르기의 개선효과
⑥ 통풍질환개선효과
⑦ 성기능강화
⑧ 약물중독에 따른 해독효과
⑨ 고혈압지수의 저하개선
⑩ 콜레스테롤과 중성지방수치개선
⑪ 세포내의 활성산소를 제거하는 능력이 우수하다

음용첨가 목초액의 음용상 주의

정제목초액은 pH 2.5 ~ 3.0의 강산성이므로 공복시 고농도로 복용하면 위산의 과다로 속쓰림 현상이 오며 때론 급성위염을 일으킬 수 있으므로 음용수, 커피, 쥬스, 녹차 등에 3 ~ 5방울 정도 1일 3 ~ 4회 식후에 드는 것이 좋다.

그리고 우리나라에서는 식품의약품안전청에서 음용첨가 목초액(스모크향)에 대해서 엄격한 기준을 정하여 식품첨가물로서 제품허가를 하고 있으나 일본에서는 청량음료로서 인정하고 있으며 성분에 대한 기준은 우리나라보다 엄격하지 않아서 메틸알콜의 경우 우리나라에서는 50ppm이하로 정하고 있으나 일본은 평균 2000ppm 이상의 목초액이 음용으로 유통되고 있다. 물론 일본최고의 음용목초액 제조회사인 미도리제약의 삼림초(森林酢)는 괜찮은 편이다.

일본이나 우리나라에서도 목초액의 치료효과와 임상사례가 있어도 모두 의약품으로서는 인정하고 있지 않다.

목초액의 200종류 이상의 성분에 대해서 분석과 임상의 사례 등 의약품으로서의 연구노력은 더 필요할 것으로 본다.

08

숯의 부산물 목(木) 타르

목초액에 함유되어 있는 목(木) 타르

목타르는 탄화수소 리그닌(나무의 木質素)의 열분해된 액체로 숯을 구을 때 나오는 푸른 연기에 함유되어 있다. 원목이 탄화할 때 나오는 푸른 연기를 냉각하면 기체와 액체로 나누어진다. 이 액체를 조목초액이라 부르고 이것을 1개월 이상 놓아두면 3개 층으로 분리되어 제일 밑부분에 침전된 것이 목타르라 한다.

타르 속에는 발암성물질이 함유되어 있으므로 반드시 제거하되 중요한 부산물로서도 이용된다. 다시 용해(溶解)타르와 침전(沈澱)타르 등으로 나누어진다.

용해타르는 목초액 속에 존재하고 경유(輕油)분이 적고 수지상(樹脂狀)의 물질과 피치(아스팔트같이 끈끈한 물질)가 많다. 목초액에 이것이 많이 포함되어 있으면 증류해서 제거해야 한다.

침전타르는 그대로 연료로 쓰던지 석유와 같이 증류장치로 수분과 유분으로 분리하여 경유 중질류 피치로 나눌 수 있게 된다.

● 여러 용도로 활용되는 목타르

타르성분중 양은 적지만 크리오소트는 마취제, 살균제, 치과 진통제 등의 원료로 이용되고 피치의 원료로서도 이용법이 연구되고 있다.

증류한 경유로서는 연료나 용재, 목타르 형태로 방부제, 구아야콜의 원료, 약용(정로환), 재생고무의 가소제, 선광유(選鑛油), 합성수지, 카본섬유원료, 윤활유, 기피제 등으로 쓰인다.

피치로서는 렌즈연마용, 연탄점결제, 절연재료, 전극, 항공기용 타이어 등 이용범위가 넓어지고 있다.

일상생활에서는 목초주택기둥뿌리에 도포하여 방부목적으로 이용하고 있으며 훈연목(燻煙木)이라 하여 공원, 골프장, 정원의 울타리목으로 또는 녹화지주목, 안내판 등의 목재에 활용되어지고 있는데 타르에 훈연된 목재는 방부, 방충, 방습, 내구성 등의 특징이 있다.

09

숯의 부산물 재 (木灰)

숯과 재는 관계가 있다

숯불은 재로 덮어 줌으로서 불씨를 장시간 보존할 수가 있게 해 준다.

인류가 불을 손에 넣었을 때 우선 불씨의 보존에 악전고투했으리라 생각된다.

숯의 발명과 활용에 불씨의 보존이 가능하게 한 것은 재의 역할이 크다. 불씨를 묻어두는 방법의 연구가 문명사회를 이끄는 큰 역할을 했다. 화로에 불씨를 살려야 아침에 밥을 지을 수 있고, 대장간에 불씨가 꺼지지 않아야 문명발전의 도구를 만들 수 있었던 것이다. "불씨를 꺼지지 않게 하라"는 장사번창을 기원하는 상혼도 옛날에는 있었으며 일본에서는 오뎅가마에 불씨가 50년간 꺼지지 않았다는 동경의 유명한 노포(老鋪)가 있다고 한다.

숯과 재가 만난 것이 절묘한 궁합인 것 같다. 모래나 다른 것을 덮으면 바로 꺼진다. 역시 숯불과 재의 만남은 깊은 인연인 것 같다. 숯은 표면연소로 불꽃을 내지는 않는다. 그러나 재에는 조연성, 보온성 또 약간의 미세한 통기성이 있어 산소조절의 미묘한 밸런스를 이루어 불씨가 보존된다고 생각된다. 또한 칼륨성분에는 조연성(助燃性)이 있듯이 아마 재에는 칼륨성분이 함유되어 있어 조연제의 역할도 하는것 같다.

흔하게 눈에 띄지 않는 곳에 쓰여지는 재

재가 가지고 있는 과학적 성분에 의해서 비료, 염색, 제지, 유약(釉藥) 등 여러 분야에 사용되고 있다. 일상적 생활용도에서 화로, 향(香)불의 재료로, 농업관련으로는 비료, 건조제, 감균(減菌), 방균용도로 종자나 구근의 보존 등의 용도로 식품가공분야에서는 미생물용 배지(培地), 식품의 떫은맛빼기 용도로, 중화제 등 공업용도로는 도자기의 유약, 종이제조, 염색용, 세락믹원료, 촉매원료 등으로 이용된다.

재가 도자기의 유약(釉藥)으로 쓰여지는 역할은 유리질의 액체로 도기가 수분이나 가스 등을 흡수하지 않도록 표면을 덮기도 하고 그림을 넣거나 발색의 중요한 재료로서 씌여지게 된다.

작물의 성장에 없어서는 안 될 카리비료

재의 주성분은 탄산칼슘과 탄산칼륨이라 알고 있으며, 이것은 농작물에 있어서 질소, 인산과 함께 3대 영양소의 하나로 유력한 비료로써 화학비료에서는 보충할 수 없는 미네랄(광물영양소) 그 자체이다.

성질이 알칼리성이므로 산성토양의 중화제로도 사용된다. 특히 최근에는 농약, 화학비료의 지나친 사용이나 산성비의 피해가 토양을 산성화시키므로 숯과 재는 유용한 토양개량제로서 다시 평가되어지고 있다.

옛날부터 재는 농가에서 자급할 수 있는 카리비료의 대표적인 것으로 집집마다 재간(재창고)이 있어 부엌의 재, 벼짚재, 풀잎재, 등겨재 등을 모아 두었다가 퇴비에 섞어서 사용하기도 하고 재 그대로를 부추밭, 고추밭 등에 뿌렸다.

● 재는 생명의 마지막을 의미하고 재생의 힘을 준다

일반적으로 사람의 생명이나 사물의 마지막 표현으로 쓰는 말이 "재"이다. 항간의 속된 말에 "다 된 밥에 재를 뿌리겠다"는 말이 있다. 이 "재"도 결국은 일의 끝을 의미한다. 물질도 죽어서 재가 되어 다시 새 생명의 밑거름이 된다.

최후를 다한 고목에 꽃을 피우는 재생의 힘을 주고 있는 것이 재다. 향불의 재료가 되는 재는 향이 되어 자신을 스스로 불태운다.

가을들판의 마른 풀잎이나 잔디에 불을 질러 재가 되게 하여 이듬해 봄에 힘찬 생명의 움을 트게 하기도 한다. 이와 같이 재는 끝이면서도 시작을 의미한다.

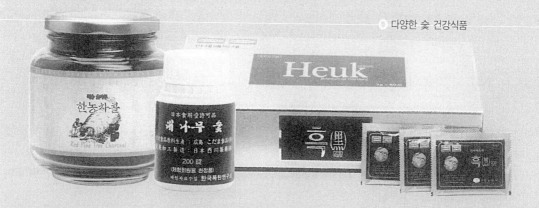

질병치료와
숯 요법

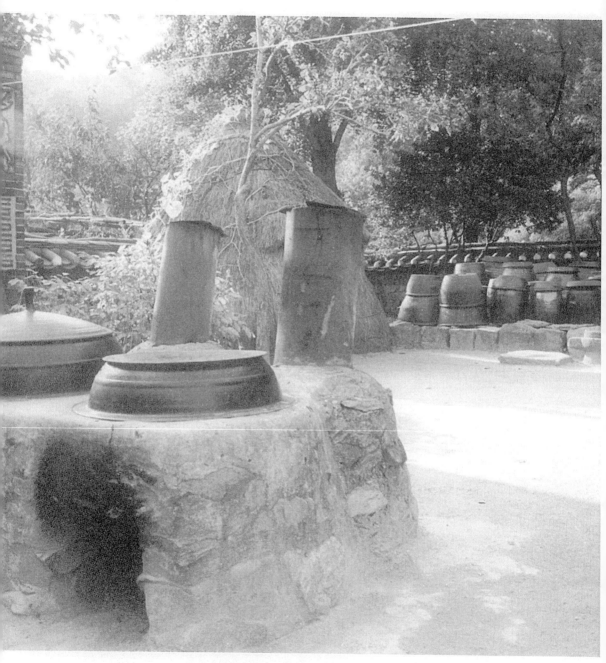

솥 부뚜막에 붙은 그을음인 숯검댕이도 약으로 썼다.

01

숯가루요법의 역사

🔴 우리나라의 민간요법으로서 숯가루

　우리조상들은 오늘날과 같이 약품이 없던 시대에 숯가루를 복용하여 질병의 치료나 처방으로서 사용해 온 역사는 오래다. 너무나 훌륭한 의서(醫書) 동의보감(東醫寶鑑)에서 여러 종류의 초목이나 구근류, 동물, 어패류 등 희귀한 소재를 숯(재, 灰)으로 만들어 처방에 쓰여 졌다. 지사, 정장, 해독제로 여러 가지 풀이나 나무를 태워 솥부뚜막에 앉은 숯검댕(百草霜)을 먹게 하였다든가 소나무를 태운 그을음과 아교로 만든 숯먹인 송연묵(松烟墨)도 가정의 상비약으로 썼던 예는 잘 알려져있다.

　민간요법으로 각종 소재의 숯가루요법은 꽤 즉효성을 갖고 있었다고 한다. 예를 들어 참외 먹고 체 했을 때 참외껍질을 태운가루를 먹었고 또 고기 먹고 체 할 때는 그 고기의 태운가루를 먹었다 한다. 즉 동양의

학의 동종요법(同種療法)인 것이다.

치조농루에 가지숯가루, 천식에 다시마 숯가루, 관절염에 유자씨 숯가루가 쓰였으며 소재의 성질에 따라 효과가 다르므로 미꾸라지 숯가루, 풋감 숯가루, 마늘 숯가루, 뽕나무 숯가루 등이 각종 질병에 쓰여지고 있음을 알 수 있다. 이런 숯요법들은 서양의학의 등장과 화학약품등이 의료체계를 확실히 잡으므로서 자취를 감추게 되었다.

그러나 천연요법의 우수성을 아는 사람들은 지금도 의외로 많은 사람들이 복용하고 있다. 그리고 그 탁월한 효과와 확실성, 안정성을 믿고 있기 때문이다.

서양의 숯가루요법의 역사와 사례연구

■B.C. 1550년경 이집트 파피루스 기록에 여러 종류의 숯이 의약품으로 사용되었다.

■그리스의 철학자이자 의학자인 Hippocrates가 숯을 치료목적으로 사용하였다(간질 · 현기증 · 탄저병).

■1785년 독일계 러시아 약사 Tobias Lowits가 표백 및 악취제거로 숯가루를 사용하였다.

■1793년 Karl Hagan이 숯의 흡착성을 최초로 설명하였다(썩은 내장의 나쁜 냄새제거).

■1811년 불란서의 화학자 Bertrand가 최초로 숯에 대한 조직적 연구를 하였다(동물의 비소중독에 숯가루가 독을 막아내는 효과적인 연구). 1813년에 그는 대중 앞에서 숯가루와 5g의 비소를 섞어서

먹고 해독됨을 보여 주었다.

■1830년 프랑스 약학자 타우어리(Towery)가 불란서의학회 회원들 앞에서 자신을 실험 대상으로 해독작용을 실험 입증하였다(사람의 치사량의 10배에 해당하는 스트리키닌(strychnine : 쥐약)을 숯가루 10g과 함께 섞어서 먹는 시범을 보였는데 그도 죽지 않고 살고 숯이 해독제임을 입증시켰다).

■1834년 미국의 Hort 의사가 염화제2수은 중독증에 걸린 환자를 다량의 숯가루를 복용시켜 생명을 구하였다 한다.

■1845년 미국의 약품해설서에 "숯가루는 방부성과 흡착성이 있다"라고 했으며, 또한 몇 가지 처방과 숯가루 만드는 법을 함께 소개하였다.

■1846년 Garrod는 영국에서 동물실험으로 숯가루 해독작용을 입증하였다(개·고양이·토끼 등).

■1848년 Rand가 Garrod의 동물실험을 인체실험으로 전향, 입증하였다(독극물이 감소되는 독극물과 차콜량의 비율을 결정).

■1857년 Bird가 소화불량의 가스 흡수제로 추천하였다(소화제).

■1868년 약중독에 의한 세포염 치료(눈, 얼굴, 귀 등)

■1800년 말 1900년도 초에 유럽에 해독제로써 흡착력에 대한 연구 논문 발표 자료가 나왔다.

■1909년 습진이나 암의 치료제로 활용되었다.

■1915년 제1차 세계대전 당시 독일군이 염소가스(독가스)를 무기로 사용하자 연합군측이 숯을 이용한 방독면을 만들어 이를 무력화시켰다.

■위장과 장의 질환, 소화불량, 위산과다, 위장가스제거 입 냄새제거 등을 위한 Willow 차콜정의 소개가 시어즈리박사의 광고에 1969년에 실렸다.

■1972년 Yatzidis가 매일 20 ~ 50g의 활성탄 사용으로 요독환자를 치료하였다. 그러나 20개월 후에도 후유증이 없었다.

■1980년 이후 숯가루의 안정성, 유효성, 해독성 등의 모든 것이 확보되었으며, 독극물과 약물, 공해물질, 농약의 흡착성에 대한 연구 논문과 인체에 미치는 영향등의 연구성과에 의하여 숯가루사용이 많이 권장되고 있다.

02

약으로 공인된 숯(藥用炭)

우리나라 대한약전에 "약용탄"

숯의 흡착력을 이용해서 과산증 및 소화관내의 이상 발효에 의해 생성되는 가스를 흡착하고 약물 및 화학품에 의한 중독시 흡착제로 사용되고 있다.

미국약전(uspⅩⅩ11)의 "활성탄" (Activated charcoal)

위장질환의 치료보조제 등으로 사용되고 있다.

일본약전(日本藥局方 : JP V11)의 "약용탄"

흡착제로 약물중독이나 자가중독 그리고 장의 이상 발효에 의한 독소해독에 쓰여지고 있다.

03
숯가루의 특성

　복용숯가루는 고온에 구워 불순물이 완전히 제거되고 미세분말화된 무취, 무미, 무해의 분말이다. 질병에 따라서 처방되는 각종 약재 숯이 아닌 활성탄 및 목질계 소나무 숯 등의 경우는 숯 자체는 아무런 약성이 있는것은 아니지만 무수한 다공성에 따른 흡착성의 탁월함을 활용하는 것이다. 어떠한 항생제보다도 염증제거나 해독작용에 특효성을 띄고있다.

　숯의 흡착성과 해독성은 숯가루 요법에서 질병 치료의 주된 역할을 하게 됨을 알게 된다.
　또한 숯은 탄화과정에서 원자의 변환에 따른 소재성분이 활성화되어 탄소성분의 증가와 원적외선 온열효과의 기능이 있어 숯가루요법상 상승효과를 주리라 생각되어진다. 물론 숯에 농축된 미네랄의 역할도 일조할 것이다.

　복용과다에서 오는 부작용이 없다는 것이며 양약은 복용하였을 경우 체내에 잔류하여 부작용 걱정이 있지만 숯가루의 복용은 잔류하지 않고 배설되는 특성도 있다.

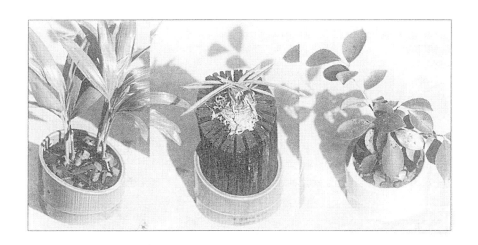

04
숯가루요법의 주된 약효

🔵 소화관 기능을 조정한다

위장관의 이상발효에 의한 가스발생, 위염, 장염, 소화불량, 설사에 응용한다. 설사는 아니더라도 악취가 심한 배변을 하는 경우에도 좋다. 입에서 구취가 나는 데도 좋으며 입안에 염증이 생겨 잘 낫지 않고 조금만 피곤해도 잘 허는 경우에도 좋다.

🔵 간 기능을 조절한다.

간 기능을 원활케 해주고 간염, 간경변, 황달에 응용한다. 심지어 신생아 황달에도 쓸 수 있다. 간 기능 쇠약으로 체내 해독기능이 저하된 때도 좋다.

각종 염증과 그에 따른 발열에 효과가 있다

폐렴, 방광염, 신장염을 비롯해 자궁염, 유선염, 임파선염과 기타 화
농성 질환에 응용할 수 있다. 물론 안과 이비인후과의 염증성 질환에도
좋다.

체내외에 있어서 독소의 해독작용을 한다

예를 들면 신부전증 등으로 대사 장애가 와서 체내에 독소가 축적될
때 또는 체내 독소 때문에 관절이나 국소에 동통이 있거나 피부질환을
야기할 때도 좋으며 농약과 각종 공해에 따른 중금속 독버섯중독 옻오
른데 독충에 물린상처 등에도 좋다.

지혈, 진통 작용이 있다

각종 출혈성 질환에 응용하여 지혈효과를 높인다. 자궁출혈, 위장관
출혈, 국소출혈 등 모두 응용된다. 그리고 출혈에 따른 빈혈과 동통에
도 좋다(참조 : 숯가루요법 이정림 저).

05
숯가루요법상의 작용

■진통작용 · 해열작용을 하며 니코틴제거, 자동차배기가스제거, 농약성분(파리치온)제거에 탁월한 효과가 있으며 위염 · 위궤양 · 간염치료와 간염예방에 유효하다.(David Coony박사 "Activated charcoal" 저서)

■숯가루는 미세한 다공체로 되어 있어 장내의 부패한 단백질찌꺼기나 지방알갱이를 흡착하며 과일야채의 잔류농약, 중금속, 식품의 색소첨가제, 조미료 등을 흡착하여 장내를 깨끗이 청소하는 역할을 한다.

■장내의 청결로 혈액과 체액을 깨끗하게 하여 인체의 저항력을 높인다.

■체내의 독성성분을 제거해 주므로 몸의 해독작용을 담당하는 간장 신장의 부담을 덜어주어 몸의 피로회복과 간장 신장의 기능을 회복시켜준다.

■숯가루의 대표적 작용은 복용 후 1분 이내에 체내의 유독물질, 불순물, 농약성분, 발암물질 등을 빠른 속도로 흡착한다. 그러나 끈적한

액체들은 약간 지체되는 경향이 있으며 저온상태에서 흡착성이 빠르며 고온상태에서는 흡착성이 떨어진다.

■체내에 유해한 물질은 잘 흡수하지만 몸에 유익한 영양분은 흡수되지 않는다는 사실이 의학 잡지에 보고 되었다(6개월간 실험용 쥐로 2그룹으로 나누어 실험한 결과).

■냄새와 가스를 흡착하는 작용이 있어 밀폐된 잠수함에도 이용되며 유독가스의 제거를 위한 방독마스크에도 이용된다.

■장내의 가스와 세균이 번식하면서 생성된 독소와 분비물을 흡착한다.

■노화와 생활습관병의 원인이 되는 활성산소의 제거한다.

■외상과 염증부위에서 세균, 분비물, 고름, 진물을 흡착한다(등창, 욕창에 활용).

■약과 함께 복용하면 약 성분을 모두 흡착한다(시간의 차이를 두고 복용한다).

■자살목적으로 독약을 먹은 경우 즉시 숯가루를 먹이면 해독이 된다.

■치사량의 10배에 해당하는 비상과 10g의 숯가루를 함께 복용시키는 실험에서 비상이 숯가루에 흡착되어 무사했다고 한다.

■식탁염, 황산철에 대한 흡착력은 약하다고 한다.

■동물실험에서 전체사료의 5%에 해당하는 숯가루를 함께 먹이고 혈액과 소변중의 칼슘, 구리, 철분, 마그네슘, 인, 칼륨, 소듐, 아연, 크레아틴, 요산, 질소, 전체 단백질의 양을 측정해 본 결과 정상동물과 비교해서 아무런 변동이 없었다고 한다.

■실험결과 알콜, 암페타민, 가솔린, 파라치온, 페놀, 페놀바티탈, 니코틴, 몰핀 등 80여종 화학약품이 흡착가능하다는 것이 증명되었다.

06
숯가루 복용으로 치료되는 질병

● 위궤양

숯가루를 매 식전 30분에 물 한 컵과 복용하면 위를 부드럽게 감싸주며 속이 쓰리고 아플 때 복용하면 위산을 흡착하여 위벽을 자극하는 것을 막는다. 위산중화제나 제산제를 먹는 것보다 효과적이다.

● 식중독

부패되었거나 오염된 음식물을 먹고 심한 복통이나 구토가 날 때는 숯가루 2수저와 물 두 컵 정도 먹고 나면 얼마 있지 않아 복통이 가라앉는 것을 경험할 수 있으며 구토 후에도 숯가루를 먹어두면 속이 편안해지고 설사도 멎게 된다.

설사, 장염

음식을 금하고 2수저의 숯가루를 먹되 따뜻한 물로 2컵 정도 마신다. 그리고 복부에 숯가루찜팩 1일 3회 교체해 붙이면 치유가 빠르다.

헛배부르고 가스 찰 때 숯가루가 좋으며 또한 장내 세균번식에서 생기는 분비물을 숯이 흡착하므로 뱃속이 편안해진다.

 맹장염

금식하면서 깨끗이 관장하고 숯가루를 1일 3회 복용하면 염증부위의 세균과 세균의 분비물과 염증독소를 숯가루가 흡착한다. 이때는 냉찜질을 30분씩 1일 3 ~ 4회 하면 통증도 가라앉고 염증도 해소된다.

변비

오랜 기간 변비가 계속되면 체내 독이 쌓인다. 심한 변비는 자기전에 숯가루 2수저와 물 2컵 정도의 양을 복용하고 자게 되면 장의 연동운동도 촉진하고 변이 단단하게 덩어리지는 것도 방지하며 부드러운 변을 보게 되는데 가급적 물은 조금 많이 먹는 편이 좋다.

고열

음식을 금하고 물을 조금 많이 마시고 관장하여 숯가루를 복용하면 열이 쉽게 내린다. 대장에서 혈류를 통하여 세포조직으로 흡수되는 독소를 제거해 주기 때문이다.

🔵 간염, 황달, 담석증, 담낭염

3일 정도 금식하며 물을 많이 마시고 관장한 다음에 숯가루를 복용하면 치유가 빠르고 황달이 쉽게 없어진다.

간에서 만들어진 담즙이 담낭에 모여서 소장으로 분비된다. 이렇게 해서 들어 온 담즙을 숯가루가 흡착해서 대변으로 배설시키기 때문에 담즙색소의 잘못된 유출로 생긴 황달이 치유된다. 이때 1일 3회 식후에 숯가루찜팩을 간이 있는 복부에 올려놓는다. 그리고 화학적으로 합성된 약은 절대 복용치 말아야 한다. 오히려 간에 부담을 주게 된다.

또 간 기능이 나쁜 사람은 땀이 잘 나지 않는데 숯가루목욕을 통해서 간에서 제독치 못한 독을 피부를 통해서 배독시켜준다.

🔴 뱀에 물렸을 때

뱀에 물리고 10분 이내에 숯가루 2수저 이상을 물 2컵 정도와 재빨리 복용하면 뱀독이 혈류로 흘러들어 장벽을 타고 장내로 들어왔을 때 숯가루가 빠르게 흡착해서 대변으로 배설시켜 버린다. 이것을 소장투석이라 하여 해독작용이 크다.

물린 곳에는 숯가루를 물에 적셔서 거즈에 싼 숯가루습포를 널찍하게 부착한다. 그리고 물린 곳에서 10㎝ 위에 끈으로 꼭 묶어 뱀독이 혈액을 타고 퍼지지 못하게 하고 물린 곳을 나뭇가지나 칼 등으로 더크게 상처를 내어 출혈과 함께 뱀독이 흘러나오게 한다. 입으로 피를 빨아내는 것도 좋은 방법이다.

만일 뱀독이 혈관으로 들어가게 되면 적혈구를 파괴하여 용혈작용(溶血作用)을 일으키기 때문에 치명적이다. 급히 많은 물을 마시는 것이 좋다.

야외에서 작업이나 등산등을 할 때는 응급비상약으로 숯가루를 지참하면 위급상황에 대처할 수 있다.

● 신장기능저하

식생법을 실천하면서(단식, 과식, 야식, 속식, 육식 등을 금하며 짠음식도 물론 삼간다) 어성초 달인 물 또는 옥수수수염 달인 물을 마시면서 매일 숯가루 갈탕(葛湯 : 숯가루, 칡, 설탕)을 하여 땀을 내면서 무즙에 숯가루 2수저 타서 아침에 일어나서, 오후 3시경, 취침 전 이렇게 하루 3번 마신다.

옆구리 양쪽 신장이 있는 부위에 숯가루 떡을 해 붙이고 고정시킨다.

● 당뇨병

식사요법을 실천하면서 경중에 따라서 아침에 일어났을 때와 자기전에 숯가루 2수저와 물 2컵을 마신다. 그리고 합병증으로 시력장애, 발이 저리는 등 말단 혈액순환장애가 있을 시 숯가루갈탕을 한다.

🔴 약물중독

아스피린 약물중독이나 그 외 약물에 의한 중독의 경우 숯가루복용으로 해독할 수 있다.

🔴 잔류농약의 섭취

음식재료에 농약이 잔류하여 체내 흡착된 경우 숯가루 복용으로 흡착 배설시켜 거의 해독할 수 있다.

🔴 독약을 마셨을 때

자살의 목적이거나 자칫 실수로 먹은 경우, 아이들이 모르고 농약을 마신 경우 발견한 즉시 응급처치를 하게 되면 영구적 장애는 막을 수 있다.

쥐약, 청산가리, 본드, 수면제, 각종 농약 등 생명에 위험한 약물을 먹었다고 판단될 때 먼저 물부터 마시면서 숯가루를 약물의 2배 이상의 양을 빠르게 마시게 하여야 한다.

의식이 불명확한 경우에는 숯가루를 물에 타서 숟가락으로 떠 넣어 준다거나 옆으로 뉘어서 또는 상반신을 일으켜서 떠넣는다. 이때 숯가루의 양이 초과하여도 해나 부작용은 없다.

물은 마실 수 있는 한 많이 마시게 한다. 이런 위급환자를 아무런 응급처치 없이 병원으로 이동하게 되면 병원 도착 전에 목숨을 잃을 수도 있다.

그리고 뒤늦게 처치하게 되면 약물이 위장관을 손상하여 회복불가능한 장애자가 될 수도 있다. 숯가루가 먹은 독약의 2배 이상 마시게 한다는 데 정확한 계산은 불필요하며 숯가루의 해독작용은 어떠한 종류의 약물에도 독성물질 흡착해독 효과가 탁월하다 하겠다.

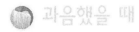 과음했을 때

술을 과하게 마신 뒤에 숯가루 한 숟가락과 물 한 컵을 마시고 자면 아침에 일어나면 숙취도 해소되고 속이 쓰린 현상도 없어진다.

07

숯가루의 외용요법

● 뱀, 벌, 모기, 불개미 등에 물렸거나 쏘였을 때

즉시 숯가루떡(습포)을 붙이면 숯가루의 강력한 흡착력이 피부 속의 독을 빨아내어 붓지 않고 통증도 해소시켜준다. 특히 뱀에 물린 경우는 10 ~ 15분 간격으로 교체해 붙여야 하고 물린 윗부분에 고무 끈 등으로 묶어 혈액의 흐름을 막는 조치를 하여야 한다.

숯가루복용도 계속하면 혈관 속을 흐르고 있는 독소도 장내를 지날 때 장내 모세혈관속의 독소를 투석하여 대변으로 배설되게 한다.

● 불 또는 물에 데었을 경우

숯가루는 습진, 타박상, 피부염, 주마담(走馬痰 : 온몸을 돌아다니는

담종), 골수염 각종 염증치료에 효과가 있다.

숯가루떡(습포)을 환부에 좀 넓게 붙이고 고정시키고 몇 차례 교체해 붙이면 염증도 나아지며 부기도 빠진다.

각종 염증에 따른 고통, 발열, 빠른 맥박상태 등은 숯찜팩으로 밀착 부착시키며 거짓말같이 빠른 시간에 해소된다.

● 중이염

숯가루습포(떡)을 귀 바퀴부분을 제외하고 목 부분까지 내려오도록 부착시키고 그 위에 털모자를 쓴다. 귓속의 염증부분을 돌던 피가 혈관을 타고 얼굴과 목 부분으로 흘러들었을 때 숯가루가 염증독소를 흡착하여 치유된다.

● 설사, 소화불량, 가스, 복통

복부 전면에 숯찜팩을 밀착시켜 두면 격심한 복통도 30분에서 1시간 사이면 가라앉는다. 이때 숯가루 2수저와 물 2컵 정도로 복용을 1일 2~3회 식간에 복용하는데 식사를 금하는 것이 좋다.

● 눈의 염증

눈에 염증이 생긴 경우 잠자리에 들기 전에 눈을 감은 위에 숯가루습포(떡)를 붙이기를 계속하면 낫는다.

🔵 축농증

수술을 해야 할 정도의 심한 축농증에도 잠들기 전에 숯가루 습포를 코와 코언저리에 넓게 붙이면 코 속의 염증, 화농물질을 흡착제거하여 낫게된다. 목초희석액을 콧속에 분무하는 것도 상승효과를 본다.

🔵 기관지염, 신부전

신장이 있는 허리부분에 숯가루습포(떡)를 붙인다.

🔵 부인병(출산후 처치법)과 자궁청결구

자연유산, 인공유산시 자궁의 심한 출혈을 막는데 숯알갱이의 자궁 내 삽입으로 지혈과 출혈에 따른 고열을 내릴 수 있는 처치로서 임상에서 밝혀지고 임신중절시의 악취제거방법으로 그리고 출산 후의 발열에도 효과적이며 자궁내 청결성 유지나 자궁내 염증치료에도 효과가 있다는 임상예가 있다. 요즘은 금속같이 단단한 비장탄숯으로 만든 자궁청결구를 질 속에 일정한 시간동안 넣었다 빼는 방식의 반복으로 각종 자궁관련 질병에 있어 오염물질을 흡착하는 역할을 하므로 관련 질병치유와 개선에 효과가 크다.

피부암

숯가루 습포를 붙여두면 피부암의 확장요인물질 및 환부의 발암물질을 강한 흡착력으로 피부로부터 뽑아서 배독한다. 8시간 간격으로 습포(숯가루떡)를 바꿔서 붙인다.

치통

치과질병에 대하여 근본적인 치료는 치과병원이 해결할 문제지만 밤새 아픈 통증, 염증은 항생제, 진통제를 복용하는 대신에 숯가루를 거즈에 싸서 아픈 치아에 물고 입을 벌리지 않는 방법이다. 숯가루가 염증과 통증을 동시에 완화시켜 주는 역할을 하게 된다.

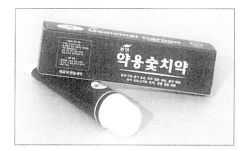

◎ 약용숯치약

편도선염

편도선이 있는 목 위치에 숯가루 습포를 붙이고 하루 4회 교체하여 붙여둔다. 또 거즈에 촉촉한 숯가루를 싸서 입안에 깊이 물고 있으면 염증이 가라앉는다.

혹시 숯가루 물이 목에 넘어가도 걱정하지 않아도 된다.

08
숯가루복용법과 주의사항

🔘 제품별 1회 복용용량

① 분말숯가루 : 1스푼을 물 한컵에 넣어 희석하여 1일 1 ~ 2회 식전 30분전에 또는 취침전에 복용한다.

② 과립 : 1스푼을 먼저 입에 넣고 물 한컵으로 복용하되 식전 30분 이전에 1일 1 ~ 2회 또는 취침전에 복용한다.

③ 정제 : 8정을 물 한 컵에 1일 1 ~ 2회 식전에 30분 이전에 또는 취침전에 복용한다.

④ 캡슐 : 4캡슐을 물 한 컵에 1일 1 ~ 2회 식전 30분 이전에 복용하나 식중독, 독물해독, 다이어트, 소화불량으로 트림이 계속나거나 방귀가 자주 나올 경우에는 식후에도 복용한다.

⑤ 분말, 과립정제의 복용숯은 병의 뚜껑을 열어둔다든가 외부의 노

출상태가 오래가면 주위의 오염된 물질, 기체 등을 흡착하게 됨으로 복용 후 즉시 뚜껑을 닫고 밀봉상태에 두어야 한다.

장기간 복용하여도 부작용은 없으나 특별한 질병이 없을 경우 장기간 복용할 필요는 없으며 일정한 기간경과 후에는 2일에 1회 정도 복용한다. 질병치료목적이라면 1일 3회 정도 복용한다.

독소제거의 경우에는 체내에 투여된 독소량의 2배 이상의 숯가루를 복용하는 것이 안전하다 할 것이다.

극약을 마신 뒤의 해독작용을 위한 경우에는 빠르면 빠를수록 효과가 크기 때문에 즉시 복용케 한다.

현재 복용하고 있는 약과 동시에 복용하면 그 약성분을 흡착하게 되므로 2시간 이상의 시차를 두고 복용한다.

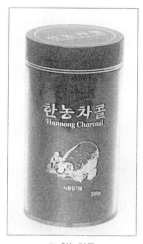
❀ 한농차콜

숯분말의 복용은 반드시 물에 사전 희석하여 복용하여야 하며 만일 분말을 먼저 입에 넣고 마실 경우 미세분말이 목의 기도를 막을 수도 있으므로 반드시 먼저 물에 희석하여 마신다. 이를 지키지 않아 위험한 사고가 있을 수도 있다.

복용숯가루는 분말보다는 과립이나 정제, 캡슐로 된 것이 복용하기가 편리하다.

탄 것은 발암물질이라고도 하는데 숯가루의 복용으로 그런 문제에 대한 걱정과 질문이 많이 있다. 지방(돼지갈비구이 등)이 산소와 결합하여 탄 것은 발암물질이 될 수 있다. 그러나 숯은 산소와 결합하여 탄 것이 아니고 산소가 제한된 가마 속에서 스스로의 열에 의하여 탄화가 된 것이므로 산소와 결합하여 지방분이 탄 것과는 다르다. 그리고 1000℃ 이상 고온에 탄화된 숯은 불순물이 완전히 제거된 상태로 탄화된 것이다. 이렇게 구워진 숯은 약으로서 인정된 약용탄 그리고 식용으로 인정된 식용탄으로 또는 건강보조식품으로 각 국가에서 인정되어 복용하고 있으며 지방분이 탄 것과 같은 발암물질을 약이나 식품으로 인정하지는 않는다. 그리고 식품첨가물로 허용되고 있는 활성탄도 식품의 가공공정상에 사용하여 식품제조에 쓰어 지고 있다. 고온에 구운 숯 또는 법정규격에 인정받는 숯가루등은 발암성과 관계가 없는 것이다.

아무리 숯가루가 좋다고 해도 복용할 수 있는 제대로 된 숯가루를 구입하는 것이 중요하다. 완전히 탄화되지 않은 저온에 구운 숯으로 만든 것이나 불순물이 완전히 배출되지 않은 숯으로 만든 것과 비위생적으로 가공된 것 그리고 미세하게 분말화 되지 않은 숯가루는 절대로 복용하지 말 것이다. 참숯백탄, 비장탄 등은 강도가 대단히 강하여 미세분말화가 되지 않을 경우 그 결정이 칼날같이 유리조각같이 되어서 복용 시 위와 장의 내벽에 손상을 줄 수 있음을 유의하기 바란다. 국가기관의 허가제품이거나 또는 미국, 일본 등의 식용탄이나 건강보조식품의 숯, 약용숯으로 인가된 제품, 그리고 적어도 믿을 만한 제조업자가 만든 것만을 복용해야 한다. 복용숯으로는 고온 탄화된 소나무 숯이나 의약, 식용으로 인정된 숯이 좋다.

현재 우리나라에서는 숯가루를 식품공전에서 식품으로 인정하고 있지 않으므로 식품으로 복용할 수 있는 허가제품은 없다.

그러나 의약품으로서의 약용탄은 의료현장에서 구급약으로 사용되

고 있으며, 식품첨가물로 허가하고 있는 숯가루는 식품
의 제조공정상의 여과과정에 사용할 수 있게 인정한 것
이며, 식품에 첨가해 먹을 수 있도록 허가된 것이 아니
다. 그러므로 현재 대부분 절대적 민간요법으로 먹고
있는 숯가루는 허가와 관계없이 숯의 효능을 아는 사람
들만이 먹고 있는 민간요법 숯가루이다.

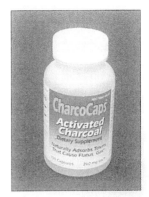
◑ 미국산 먹는 숯가루의 예

　미국에서는 활성탄을 건강보조식품으로 인정하여 캡
슐, 정제 등을 쉽게 구입할 수 있으며, 일본에서는 의약
품으로서의 약용탄과 식용탄을 의약품과 식품으로 인정하여 판매되고
있다.

09
혈류속의 배독 메커니즘

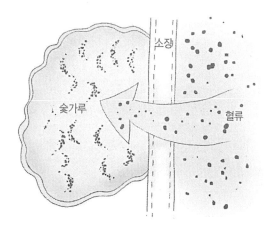

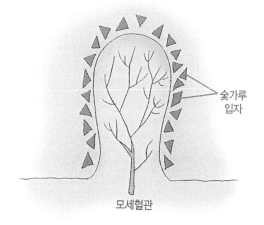

창자조직의 모세혈관을 통과하고 있는 독성물질을
창자안을 지나가고 있는 숯가루가 투석해내어 대변
으로 배설시킨다.

창자안을 덮고 있는 융털에는 머리카락같은 모세혈
관들이 촘촘하게 뻗어있는데 염증요소나 유독성분이
혈류를 타고 들어왔을 때 때맞추어 통과하고 있는 숯
가루가 유해물질을 투석 흡착하여 대변으로 배설시
킨다.

음식물에 섞여 들어간 독이든 또는 음독목적으로 마신 독이든 섭취한 음식물의 부패에서 생긴 독이든 간에 숯가루를 복용하게 되면 위와 장에서 흡착하여 대장으로 배출하게 된다.

이와 같이 위, 소장, 대장에서 독성물질을 흡착하는 것뿐만이 아니고 위와 장에서 흡수하여 혈류에 유입되어진 독도 숯가루가 장내를 통과할 때 장내의 무수히 뻗어있는 융털사이에 나와 있는 모세혈관에 부딪힐 때 혈관내의 독성물질이 숯가루에 투석되어 빨리 흡착되어져 배출되게 된다.

혈액은 전신을 반복적으로 계속 돌고 있기 때문에 숯가루가 통과하는 혈관부분에서 계속적으로 투석되어 지는 것이다. 일명 위장관투석이라고도 한다.

10
숯가루 습포(떡)의 사용법

● 습포의 적용질병

모든 염증에 직접 또는 간접적으로 붙이면 큰 효과를 얻는다.

특히 간암, 장암, 위암, 폐암, 유방암, 자궁암의 통증에 습포를 사용하여 통증을 완화시킬 수 있다.

피부에 생기는 염증, 수술 후 봉합자리, 짐승에 물린 상처, 뾰루지 종기 등은 환부에 직접 붙이되 환부보다 넓게 붙인다.

몸의 내부에 생긴 염증도 염증이 생긴 밖의 피부에 넓게 붙인다.

편도선염, 기관지염, 장염, 폐렴, 간염, 뇌막염, 안질, 신장염, 간의 복수, 축농증, 췌장염, 방광염, 자궁염, 맹장염, 담낭염, 복막염 등의 경우에도 사용된다.

예를 들면 뇌 속의 염증은 머리를 깎고 붙이며 편도선염, 인후염은 전체에 둘러서 붙이고 기관지염, 폐렴은 가슴 전체에, 간염, 담낭염, 신장염, 대장염, 맹장염, 방광염 등에는 복부와 허리전체의 피부에 밀착해 붙이며 복대를 두른다.

축농증의 경우는 숯가루를 복용하면서 코와 코의 언저리를 전부 덮어서 습포를 붙인다.

습포를 붙이는 시간

습포는 여섯시간 정도 붙이고 새것으로 바꿔 붙이되 한시간 정도 환부를 환기시키고 새것으로 붙인다.

독사나 개에 물린 상처에는 30분내지 한시간만에 새것으로 바꿔 붙이면서 숯가루 복용을 동시에 한다.

습포가 하는 역할

피부의 표면에까지 촘촘히 뻗어 나온 모세혈관을 흐르는 염증물질을 피부에 붙인 숯습포가 뽑아내 간, 신장, 담낭, 창자, 맹장, 방광, 자궁 등의 염증을 없애준다.

물론 염증물질의 흡착제거 효과, 숯이 방사하는 원적외선 효과와 음이온의 발생효과 등이 상승적인 효과를 발휘한다 하겠다.

● 습포의 효과를 높이는 법

습포를 붙인 위에 주위를 넓게 헝겊 천을 깔고 그 위에 은박지를 덮어서 붙여 두면 보온효과가 크게 상승하여 습포의 효능을 높인다.

● 숯가루 습포 만드는 법

1 준비재료 및 숯가루의 조건

고온에 탄화된 백탄, 대나무숯, 활성탄으로써 불순물이 완전히 제거되고 원적외선방사률이 높으면서 탄소함유량이 많으며 다공체가 많아 흡착력이 좋은 미세분말숯가루와 아마씨가루 또는 녹말가루, 물, 거즈, 비닐 또는 은박지, 반죽그릇 등

2 습포만들기

• 냄비에 아마씨가루 또는 녹말가루를 물과 함께 넣어 묽게 도배풀을 쑬 때와 같이 쑨다.
• 묽은 풀에 숯가루를 넣어 찰기가 귓밥같이 말랑말랑하게 반죽한다.
• 그림의 모양과 같이 거즈를 펴고 반죽된 숯가루를 두께 3 ~ 4 미리 정도로 거즈천위에 고루 편다. 그 위에 비닐조각 또는 은박지를 자기가 붙이고자 하는 부위의 크기에 맞게 잘라서 숯반죽 위에 놓고 사방에 거즈를 비닐이나 은박지 위에 접어 올려 사각이 된 습포를 만든다.
• 완성된 습포를 비닐이나 은박지가 위로 오게 하고 거즈만 붙은 부

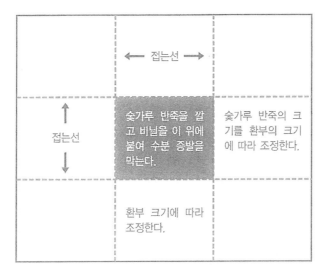

← 접는선 →

접는선

숯가루 반죽을 깔고 비닐을 이 위에 붙여 수분 증발을 막는다.

숯가루 반죽의 크기를 환부의 크기에 따라 조정한다.

환부 크기에 따라 조정한다.

① 비닐이나 쟁반위에 가제를 펴놓고 9등분으로 나눈 중앙에 숯가루 반죽 2 ~ 3mm 두께로 고루 펴서 깐다.
② 비닐을 숯가루 반죽위에 꼭 맞게 오려 덮어서 수분 증발을 방지한다.
③ 점선 부분을 숯가루 반죽위로 접어 두껍게 싼다.

분이 환부에 닿게 하여 그 위에 고정시키기 위한 외과용 테이프(실크테이프, 공기가 통하는 테이프, 밀착포 등)를 붙인다. 이런 테이프를 사용하여야 장기간 붙일 때 피부에 가려움증이 생기는 것을 막을 수가 있다.

③ 습포의 보관

필요할 때마다 만들기는 상당히 번거로운 일이므로 미리 여러장을 만들어 둘 경우에는 냉장고의 냉장실에 보관하되 너무 오래되면 사용할 수 없다.

3 ～ 4일 정도의 보관이 좋을 것이고 보관된 습포에 가장자리 부분에 물기가 생기면 버려야 한다.

　　냉장실에 차게 보관된 습포는 사용하기 한 시간 정도 미리 냉장고에서 내놓아서 찬 기운이 없을 때 붙인다.

　　가장 효과적인 방법은 필요할 때마다 만들어 사용하는 것이라 하겠다.

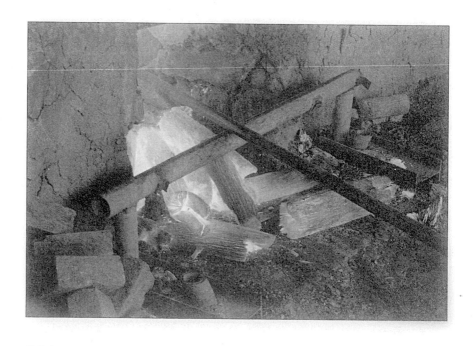

11

숯과 죽염의 환원수,
장청소 숙변제거, 다이어트에 특효

숯가루와 죽염을 이용하여 숙변, 장청소, 다이어트에 탁월한 효과가 있고, 체질개선을 할 수 있는 방법으로도 숯은 제 몫을 단단히 한다. 우리는 지금 오염된 것을 먹고 마시고 호흡하는 환경에 살고 있다. 특히 먹는 음식물을 통한 잔류농약, 항생제, 중금속, 방부제, 인공조미료, 향신료, 착색료 등의 섭취와 생활습관의 잘못이 원인이 되어 과음, 과식, 과도한 육류의 편식 등으로 체내에 쌓이는 독을 피하기 어려운 환경에 살고 있다. 이러한 오염과 유독한 물질에서 몸을 구하는 데는 숯의 배독역할을 십분 활용하는 지혜가 있어야 한다.

숯의 특성은 뛰어난 흡착작용에 있다. 체내의 독성성분을 흡착하여 독을 배출시킴으로써 우리가 일상에서 섭취한 음식물의 여러 가지 독성을 해독해 주는 역할을 하게 된다. 그러므로서 간이나 신장기능이 활성화되게 하고 깨끗한 장을 만들 수 있다.

더욱이 숯가루는 장속에 있는 부패한 단백질이나 지방분의 찌꺼기, 장에 붙은 오래된 산성 부패변, 부패가스 등을 흡착하여 배설 함으로써 숙변제거와 장을 청소하여 장의 기능을 되찾게 한다. 그러므로서 좋은 영양을 공급하고 혈액이 깨끗해져 체질이 개선되고 비만해소는 물론 활동적인 건강체가 된다.

피부는 내장의 거울이라는 말이 있듯이 내장이 깨끗해지면 피부도 윤기가 나고 좋아지는 것이다. 즉 장 속에 부패한 변과 가스가 차면 유독가스나 발암물질이 생기고 혈액이 나빠져서 병을 일으키는 원인이 된다. 그래서「장은 만병의 근원」이라는 말도 있는 것이다. 장을 깨끗이 하는 것이 얼마나 중요한가를 말해 주는 것이다.

죽염은 먼 옛날부터 조상들이 대나무 속에 소금을 넣어 구워서 소화제 등으로 써 왔던 민속약이다. 죽염은 조수(潮水)와 바다밑에 있는 광석물질의 영향을 받아 특이한 약성분을 다량 함유하고 있는 서해안의 굵은 소금 속의 핵비소(核砒素)와 대나무 속에 깃든 약성의 정기를 추출, 합성해 만든다.

눈에는 눈약, 귀에는 귀약, 위에는 위장약, 암에는 암약 등 가벼운 외상으로부터 심화된 암에 이르기까지 인체의 거의 모든 질병에 주로 불가사의한 효능을 발휘하는 이상적인 식품이며 또한 약이다. 핵비소는 우리나라의 서해안에서만 만들어내는 천일염에만 유일하게 그 성분이 들어 있다고 한다.

핵비소는 비상과 같은 무서운 독을 가진 물질로서 양이 지나치면 살인물이 되고 적당한 양을 섭취하면 사람을 살리는 만병의 신약이 된다.

이런 천일염을 대나무통에 넣어 9회를 구워서 독성분을 제거하고 약성을 살려 죽염이 된다. 〈仁山 金仁勳〉지음 〈神藥〉중에서 핵비소의 두 얼굴을 보니 비상도 잘 쓰면 약이 된다는 속담이 생각난다. 일반적으로 죽염은 해독작용, 정혈작용, 염증치료(위, 장 치료효과), 지혈, 이뇨, 해열, 구충작용, 근골강화, 피로제거, 염분 부족보충, 노폐물제거 등 효능이 많다고 한다.

복용방법

숯가루 3g, 죽염 3g을 맥주잔 한컵의 물에 희석하여 아침 공복에 5분 간격으로 3회 계속 마시면 변통이 있게 된다.(모두 숯가루 9g, 죽염 9g, 물 3컵이다. 3회분)양은 체질에 따라서 증감할 수 있다.

물은 많이 마시는 편이 좋고 마신 뒤 변통이 있을 때까지 절대로 의자나 방바닥에 앉지 말고 무릎 꾸부리기 운동이나 가벼운 체조를 하거나 배꼽 3㎝ 밑 단전을 두드려 주면 좋다.(단전강타법)

사람에 따라 다르지만 이렇게 하면 5 ~ 8분 뒤에는 3회 정도 변통이 있어 화장실에 가서 변을 보게 되면 시커먼 물변이 시원하게 터져 나오게 된다. 일반 설사 때와는 달리 몸에 힘이 빠져 나른한 현상은 없고 더욱 정신이 맑아진다. 아침은 한끼 거른다. 견디기가 어려우면 사과만 먹는다. 이렇게 1주일 정도 계속하면 확실한 효과를 보게 된다. 죽염은 될 수 있으면 앞에서 설명한대로 9회 구운 서해안 천일염으로 만든 죽염이 좋으며 일반 소금을 사용하면 신장염, 방광염이 있는 사람은 몸이 붓는 수가 있으므로, 중금속이 함유되고 불순물이 많은 일반 소금은 절대 사용하지 말아야 한다. 이렇게 하여 숙변이 제거되고, 장청소가 되면 혈액도 깨끗해지고 피부가 투명하고 맑아지며 두통현상, 배에 가스 차는 일도, 피부 알레르기도, 변비도 자연 해소된다. 물론 체중도 감소되어 다이어트가 된다.

비만도 일종의 체내의 독이 원인이므로 숙변제거와 장청소로 근원을 제거하고 체액이 산화되어 산성체질이 되는 현상이므로 알칼리성인 숯가루와 죽염으로 장청소를 함으로서 체질의 개선에도 일조한다. 숯가루와 죽염을 희석한 물을 ORP(산화환원전위측정기)로 측정해보면 강력한 환원수로 바뀌는 것을 알 수 있다. 이런 현상이 숯과 죽염의 힘을 이해하는 지수가 될 것이다.

장청소 과정이 끝난 후 항산화식품과 섬유질식품중심으로 식생활을 개선함으로써 장의 연동작용으로 숙변없는 건강생활을 유지할 수 있다.

● 숙변을 제거하여 해소되는 증상

비만, 아토피성피부염, 습진, 두드러기, 천식, 당뇨병, 고혈압, 심근경색, 뇌경색, 두통, 간장병, 만성신염, 암, 노인성치매, 류머티스, 요통, 어깨결림 등.

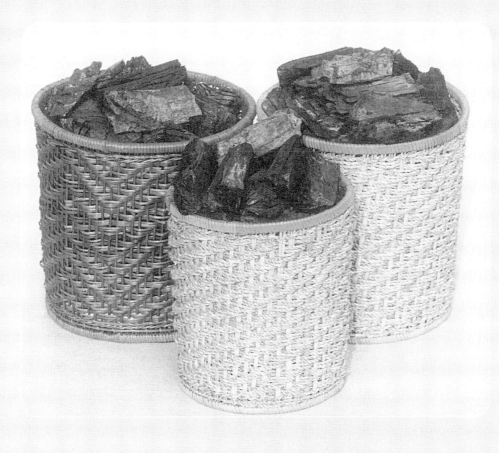

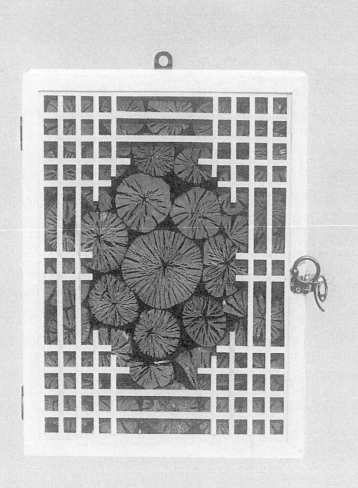

숯의 효능을
활용한 제품들

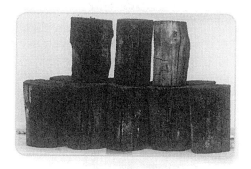

실내공기정화용 숯

① 1000℃ 이상 고온 참숯 백탄
② 11cm 절단 규격 숯
③ 아파트, 주택, 지하실, 업소 등의 공기정화용
④ 10Kg, 20Kg

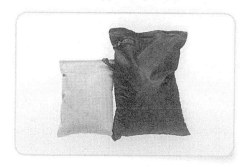

차량용, 목욕용, 침대용 숯자루

① 1000℃ 이상 고온 참숯 백탄
② 내장숯을 씻을 수 있게 포장
③ 알맹이 숯, 탄소 함량이 높음
④ 포장 2Kg, 3Kg(침대 밑에 놓아 숯침대 역할)

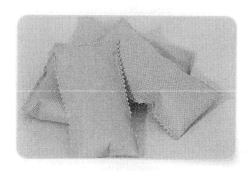

냉장고, 옷장, 신발장 숯

① 흡착력 높은 숯을 내장, 미려한 포장
② 냄새제거, 습기제거 탁월
③ 알맹이 숯 내장

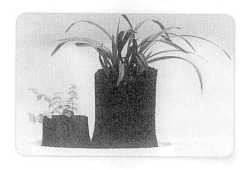

숯부작

① 실내 공기정화용 비치
② 장식적 효과와 정화 기능
③ 숯에 식물의 생존 의미

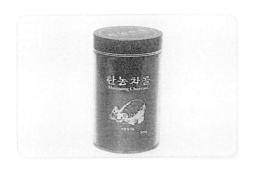

민간요법 복용숯

① 소화관 기능 조정, 간기능 개선
② 각종 염증과 그에 따른 발열에 효과
③ 체내, 체외적 독소의 해독 작용
④ 지혈, 진통 작용

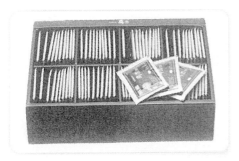

약용탄(의약품)

① 대한약전의 의약품
② 숯의 흡착력을 이용해서 과산증 및 소화관내의 이상 발효에 의해 생성되는 가스를 흡착하고 약물 및 화학물질에 의한 중독시 흡착재로 사용

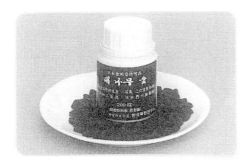

식용 첨가물숯(죽탄)

① 대나무숯(일본식품첨가물허가 죽탄)
② 식품제조첨가물 및 다이어트용 활용
③ 흡착력이 참숯보다 높음
④ 관절염, 통풍 등에 민간요법 활용

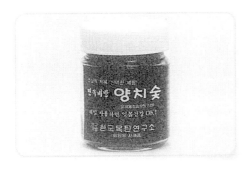

양치숯

① 숯과 죽염, 약초분 배합 양치분
② 시판 치약에 묻혀서 사용
③ 입냄새, 불순물 흡착효과
④ 숯의 치아 미백효과

8. 숯의 효능을 활용한 제품들 313

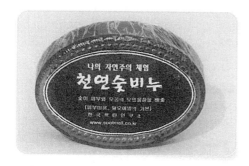

천연숯비누

❶ 모공에 쌓인 노폐물을 흡착

❷ 핸드메이드 천연 숯비누

❸ 탈모예방과 피부미용 활용비누

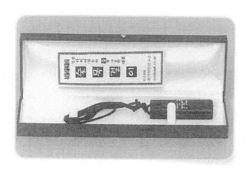

심장안정 숯 목걸이

❶ 세계 최고의 강도 숯(비장탄 소재)

❷ 숯실물 수가공품(보석 가공용숯)

❸ 숯분말 합성사출물이 아님

❹ 가슴의 경혈 전중에 닿게 착용

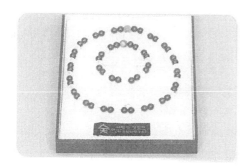

숯 목걸이

❶ 원적외선 방사로 기와 혈의 순환을 도움

❷ 목과 어깨걸림의 개선

❸ 신변정화와 부정한 기운을 막음

❹ 비장탄, 수정, 음양석의 결합조화 기(氣) 상
승효과

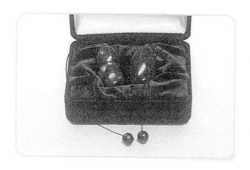

여성 자궁청결구(비장탄)

❶ 자궁 관련질병 개선용 삽입봉(실용신안 특허
등록품)

❷ 원적외선 방사(혈행원활)

❸ 음이온 발생(세포 활성화)

❹ 불순물 흡착, 냄새제거

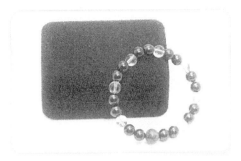

氣活性 숯팔찌

1. 손목의 6경락을 자극, 氣와 血의 순환을 도움
2. 숯과 수정, 음양석의 조화로 氣의 상승효과 작용, 혈액순환 원활촉진
3. 원적외선 93%와 음이온 발생
4. 약해지는 기력의 보충작용

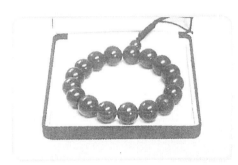

합장주

1. 불교용품(비장탄 숯 가공품)
2. 기도와 수도의 정진력을 높임
3. 신변정화와 사기를 막음
4. 20mm 원주로 구성, 숯보석가공의 역작품

죽초의 소망(스프레이)

1. 탈모예방(두피 스프레이용)
2. 부드러운 스모그향 죽초액
3. 정제된 죽초액
4. 150㎖

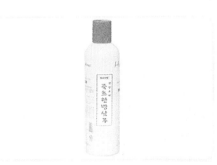

죽초한방샴푸

1. 정제 죽초액과 천연 한방제로 된 제품
2. 탈모예방 샴푸
3. 지성두피용, 건성두피용
4. 320㎖

8. 숯의 효능을 활용한 제품들 313

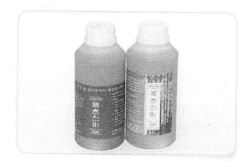

목(죽)초 신비(스킨케어, 원예)

❶ 무좀 등 피부질병 개선(자연주의 민간요법)
❷ 냄새제거에 활용
❸ 탈모예방의 효과
❹ 화초, 원예, 채소 등의 병충해 방제

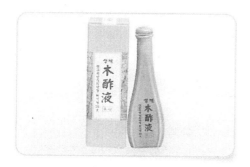

음용목초액

❶ 천연첨가물(스모그향)
❷ 식품의약안전청 제조허가품
❸ 건강과 질병의 개선에 활용
❹ 280㎖, 500㎖

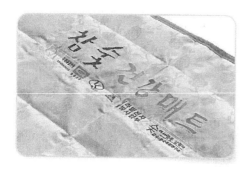

음이온 참숯 매트

❶ 뇌신경 안정으로 숙면을 도움(음이온 효과)
❷ 혈액순환을 도움(원적외선 효과)
❸ 취침 중의 신변정화와 공기 청정효과
❹ 냄새제거와 습기제거 효과(1인용, 2인용)

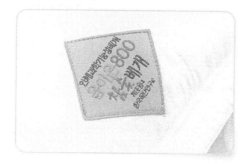

음이온 800 숯베개

❶ 음이온 효과에 의한 숙면과 피로회복
❷ 원적외선 효과에 의한 어깨결림 등의 개선
❸ 탈취와 습기제거
❹ 인체 과학적 구조의 베개디자인 및 인체 최
   적합 음이온 800 삽입품(800/cc당)

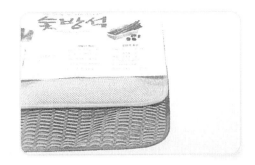

숯방석

1. 습기와 냄새제거, 실내 공기정화
2. 원적외선 효과와 음이온 발생
3. 여름은 가슬가슬, 겨울은 따듯한 느낌

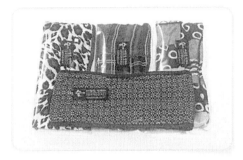

숯안대

1. 혹사 당하는 눈의 피로회복
2. 음이온이 지친 눈을 살리는 역할
3. 눈의 피로물질 흡착 제거
4. 내장숯과 커버 분리됨

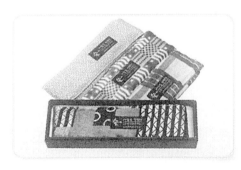

실크숯목보호대

1. 교사, 교수, 목사, 신부, 성악가, 국악인, 가수, 연사, 아나운서 등 목을 많이 쓰시는 분
2. 감기, 기관지 등 질병 예방
3. 목을 따뜻하게 하고 원적외선, 음이온 효과

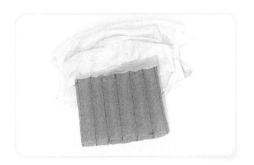

숯마스크

1. 유해한 공기의 구강흡입 억제
2. 통기성이 좋아 좋은 공기만 흡입
3. 반복 재사용 가능
4. 감기예방, 유해사업장 근무자 보호

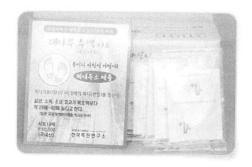

대나무 수액시트

1. 액화죽초를 분말화한 시트제품
2. 체내 노폐물과 수독의 배출효과
3. 각종 질병의 개선효과에 활용
4. 발바닥과 아픈 부위에 잘 때 붙이고 아침에 떼는 방법

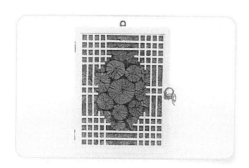

숯벽걸이(목재용품)

1. 실내공기 정화효과
2. 냄새와 습기 제거효과
3. 장식적 효과
4. 호텔, 모텔, 고급식당, 가정거실용

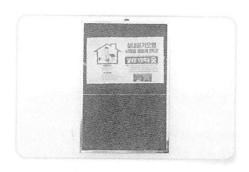

숯벽걸이(스텐철제)

1. 실내공기 정화효과
2. 냄새와 습기 제거효과
3. 호텔, 모텔, 가정 등의 냄새 제거용
4. 물세척후 반복 재사용함

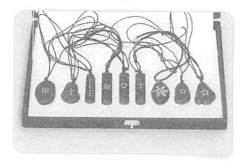

숯웰빙 악세사리

1. 웰빙시대는 신변장식도 기능성제품 시대
2. 숯의 정화와 부정한 것을 막는 효과 응용
3. 다양한 형태의 악세사리 개발품
4. 숯 그 자체로 깎은 제품(성형사출이 아님)

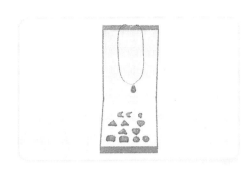

숯펜던트

① 신변착용 장식도 기능성제품 시대
② 숯의 정화와 부정한 것을 막는 효과 응용
③ 다양한 형태의 악세사리 개발품
④ 숯 그자체로 깎은 제품(성형사출이 아님)

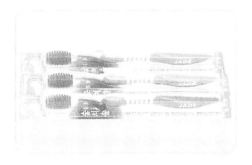

숯치솔

① 치약 액체의 분자 미세화 작용
② 잇몸과 치아의 미분 침투작용
③ 원적외선 효과로 혈행촉진

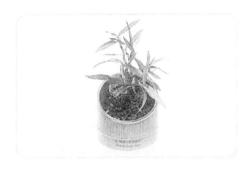

숯화분

① 청죽대통풍의 활력
② 대통 속에 숯의 힘으로 자라는 생명
③ 실내정화기능과 장식 효과 있음

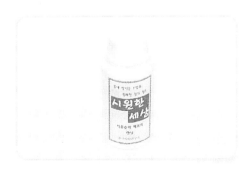

숯과 해초의 만남(시원한 세상)

① 체내에 쌓인 독소의 배출
② 장청소의 탁월한 효과
③ 식용숯과 해초가 조화되어 상승작용

8. 숯의 효능을 활용한 제품들

숲이 생명을 구한다

인 쇄 / 2025년 2월 20일
발 행 / 2025년 2월 25일

지은이 / 강 재 윤
펴낸이 / 김 용 성
펴낸곳 / 지성문화사
등 록 / 제3-356호 (1994.3.16)
주 소 / 서울시 동대문구 신설동 117-8 예일빌딩
전 화 / 02)2236-0654
팩 스 / 02)2236-0655

정 가 / 25,000원